師長の臨床

省察しつつ実践する看護師は
師長をめざす

佐藤　紀子

東京女子医科大学看護学部・大学院看護学研究科
看護職生涯発達学 教授

医学書院

佐藤紀子 Noriko SATO

都立広尾病院，企業の健康管理室，民間病院，慈恵看護専門学校専任教員，船橋市立医療センター・婦長，東京女子医科大学看護短期大学（現在は看護学部）・助教授，教授，看護学部長を経て，現在，東京女子医科大学看護学部・大学院看護学研究科（看護職生涯発達学）・教授．

著書に『変革期の婦長学』『看護師の臨床の「知」―看護職生涯発達学の視点から』（共に医学書院），『その先の看護を変える気づき―学びつづけるナースたち』（共著，医学書院）など．

師長の臨床―省察しつつ実践する看護師は師長をめざす

発　行	2016年8月15日　第1版第1刷Ⓒ
	2017年8月15日　第1版第2刷
著　者	さとうのりこ 佐藤紀子
発行者	株式会社　医学書院
	代表取締役　金原　優
	〒113-8719　東京都文京区本郷1-28-23
	電話　03-3817-5600（社内案内）
印刷・製本	アイワード

本書の複製権・翻訳権・上映権・譲渡権・貸与権・公衆送信権（送信可能化権を含む）は株式会社医学書院が保有します．

ISBN978-4-260-02794-6

本書を無断で複製する行為（複写，スキャン，デジタルデータ化など）は，「私的使用のための複製」など著作権法上の限られた例外を除き禁じられています．大学，病院，診療所，企業などにおいて，業務上使用する目的（診療，研究活動を含む）で上記の行為を行うことは，その使用範囲が内部的であっても，私的使用には該当せず，違法です．また私的使用に該当する場合であっても，代行業者等の第三者に依頼して上記の行為を行うことは違法となります．

JCOPY 〈出版者著作権管理機構　委託出版物〉
本書の無断複製は著作権法上での例外を除き禁じられています．複製される場合は，そのつど事前に，出版者著作権管理機構（電話 03-3513-6969，FAX 03-3513-6979，info@jcopy.or.jp）の許諾を得てください．

はじめに

　本書は，18年前に出版した『変革期の婦長学』をリニューアルしたいという思いの中で10年ほど前から構想していたものです。「温故知新」と言いますが，18年前と変わらないことも実に多くある一方で，新しい出来事や社会の変化の中で変わってきたこと，変わらなければならないことも，また同様に多くあります。

　この本の原稿を書きながら私が何度も確認したことは，教育者・研究者としての私の根幹であり核になるものは，看護師としての私であることでした。看護師であるからこそ出会うことのできた多くの患者様やご家族，看護師としての先輩や同僚，後輩や学生たち，そして大学院生や認定看護師教育課程での学生たちがいて，彼（女）らとの出会いが，この本の中に見え隠れしています。

　私の関心は看護師の臨床であり，施設内や地域の中で実践する看護師たちの実相を言語化することです。これまで出版した『看護師の臨床の「知」―看護職生涯発達学の視点から』『その先の看護を変える気づき―学びつづけるナースたち』と同様，本書にも師長である看護師たちの実践をナラティブの形式で使わせていただきました。看護師の書くナラティブには，患者の変化と当事者である看護師の変化というダイナミックな様相を読み取ることができるという特徴があります。このことも看護実践が看護師と患者との相互行為であることの証左でしょう。

　看護学は専門分化の途上にあり，臨床看護の専門性は専門看護師，認定看護師の活躍する領域や分野が示すように多様です。そして同様に豊かな実践力を持つジェネラリストといわれる看護師の存在が問われ，ジェネラリストへの期待が大きくなりつつあり

ます。本書で焦点を当てている師長は，ジェネラリストの特性を持つ人としても捉えることができます。

　本書で私が読者の皆様にお伝えしたかったことは，日常の実践を省察し，省察しながら実践することで実践を意識化することの意味や価値についてです。看護師にとっての日常は，日常であるがゆえに意識化が難しいこともまた自明のことです。私は研究者として，実践の中に在る看護の力を発信する仕事をこれからも続けていきたいと思います。そして今後は，看護職生涯発達学で学ぶ院生たちと共に行ってきた研究の成果を発信していこうと考えております。まだまだ発展途上ではありますが，本書を手に取っていただけましたことに深く感謝いたします。

　最後になりましたが，本書をまとめるにあたっては，医学書院の品田暁子さんの忍耐強い伴走がありました。考えてみると品田さんが産休に入る前から本書の構想を持っていた私でしたが，彼女が育休を終え，子どもさんはもう小学校2年生です。長いようであっという間の10年，でも確実にその間に積み重ねてきたものがありました。

　どうしたら一冊の本にまとめられるかを考え続け，連載として原稿を書きため，これまでの研究成果も使いながら，やっと書き上げました。本書には，今の私が看護職の皆様に伝えたいことを，拙いながらも書くことができたと思っております。

2016年盛夏

佐藤紀子

Contents

序章

師長は優れた「実践家」である   1

- 『変革期の婦長学』再考―切り離される看護実践と看護管理   2
- 「実践家」としての私が取り組んだ最初の研究―婦長への期待   3
- 看護師長は豊かな看護実践力を持つ―師長の実践   6
- 認定看護管理者教育の光と影   7
- 今，師長のなすべきこと   9
- 師長の実践―その「知」を言葉にすることの必要性   10

第1章

病棟の実践を変える，イノベーティブな師長たち   13

1. なぜ「師長」をテーマとするか   14
- キャリアを重ねながら深まった「師長」への関心   14

2. 師長の臨床実践を読み解く   24
- 知の身体性   24
- 生きることは考えること
  ―患者が考える時間を見守り続け，患者の可能性の芽を伸ばす   34
- 経験（受動）から引き出される能動的な振る舞い
  ―患者の怒りやいらだちを受けとめながら，患者と看護師に能動的に向き合う   41

3. 看護学とは，臨床の知とは，何か   50
- 看護学の拡がりと汎用性   50
- 科学の知と臨床の知   51
- 師長の仕事と臨床の知   55

第2章

イノベーティブな看護管理　59

1. 師長とイノベーション　60
- 師長に求められる，社会の変化に対応した実践　60
- 師長としての実践に潜むイノベーション　62

2. 師長の行うイノベーションモデル　68
- イノベーションモデルの構成要素　68
- 師長の役割遂行に必要な能力　71
- 師長が行うイノベーション—師長が看護師と共に成し遂げた取り組み　74

3. イノベーションの機会　82
- 改めて，イノベーションとは　82
- 師長と共に考えるイノベーションの機会　83

4. 看護管理学と看護職生涯発達学の融合　94
- 2つの学問の融合，そこに至るまでの過程　94
- 看護管理学と看護職生涯発達学の根源にあるもの　99

第3章

文学に潜む，看護の知の水脈から探究する師長の臨床　109

1. 看護の知の水脈　110

2.『闘』の中に描かれる師長　112
- 『闘』が書かれた時代　112
- 付き添い婦の視点から『闘』に描かれた師長　113

3.『吉里吉里人』に描かれる師長　119
- 『吉里吉里人』の概要　120
- 湊タへのキャリア　121
- 湊タへの看護管理—効率よく本来の仕事をするために　122
- 高額な給与と看護職の育成　125
- 湊タへの看護管理は実現可能か　126

- 4.『わたしをみつけて』に描かれる師長　128
  - 藤堂師長の看護実践　129
  - 藤堂師長の看護実践に流れる知の水脈　131
  - 准看護師,山本弥生の知の水脈　132
- 5. 知の水脈として受け継がれる「いのちに働きかけること」　133

第4章

新しい師長像を求めて　137

1. 師長が担う看護管理の目的　138
- 管理者である前に「看護師である」ということ　138
- 「患者や家族にとって必要なケアの保証」こそが,師長の責務である　139
- 看護師をマネジメントする　142
- 看護師を育成・支援する　143
- 看護師として,師長の仕事を表現する自分の言葉を持とう　145

2.『変革期の婦長学』の問いから考える,新しい師長像　146
- 3つの認定制度と,キャリアの選択肢の拡がり　146
- 教員,臨床看護師,主任,師長を経験して見えてきたもの　148
- 『変革期の婦長学』からの問い　150
- 看護師のキャリア形成—臨床看護を極めた先にあるもの　157

おわりに　161
- 看護とは何か　161
- 問われる臨床看護の専門性　163
- からだに働きかけるということ　164

本文デザイン　hotz design inc.

序章

師長は優れた「実践家」である

『変革期の婦長学』再考
―切り離される看護実践と看護管理

　1998年に出版した『変革期の婦長学』[1)]は，2012年をもって増刷（追加の印刷）を中止し，今私はそのリニューアル版の著書を書こうとしている。『変革期の婦長学』は，1993年に修了した際の修士論文[2)]をもとに，読み手である婦長さんたちに伝えたいという思いで書いた。

　そして今，私には改めて書きたいこと，看護職[メモ1]の方たちに伝えたいこと，そして特に師長と呼ばれている看護職の方と共に考えたいことがたくさんある。今私にとって大変気がかりなことの1つは，師長である看護師たちの「師長としての臨床での実践」が，経営学や人材育成のための理論や知識に覆われ見えなくなってしまっていることである。私は，看護管理者である師長の仕事は，看護実践をマネジメントすることだと考えている。このマネジメントは，社会の変化の中で自分のいる組織の立ち位置を確認しつつ，患者や家族が持つセルフケアの力を信じて，共に働く看護職や多職種の人びとへ情報提供しながら協働し，必要な支援を行うことを可能とする営みである。しかし，残念なことに現在の師長が置かれている状況には，「看護」が見えなくなった「マネジメント」になっているのではないかとさえ感じ，危機感をいだいているのである。

　昨今，医療体制が入院期間の短縮化と入院時からの退院支援，そして地域包括ケア時代へと移行する中で，看護師たちも1人ひとりのセルフケアの力を信じて忍耐強く関わるという，看護師

メモ1　看護師と看護職

　看護職とは，看護師・助産師・保健師・准看護師，そして私としては看護補助者を包括する名称として捉えている。助産師は nurse midwife，保健師は public health nurse であり，保健師や助産師も nurse という名称を包含している。

が持つ強みを活かしにくくなってきていると感じている。それと並行して師長たちも，自らの持つ豊かな看護実践の可能性を閉じ，看護を管理するのではなく看護師や効率的な病棟運営を管理する立場へと移行しているように感じるのである。

「実践家」としての私が取り組んだ最初の研究
―婦長への期待

　日本の年号が昭和から平成に変わる頃，当時公立病院の主任看護師として仕事をしていた私は，日本看護協会看護研修学校看護研究学科メモ2という，仕事を持ちながら2年間の学修期間で研究をすることができる学校に通っていた。その頃は，現在は140校を超えている看護学の修士課程はたった2校しかない時代で，高等看護学院（現在は看護専門学校）を卒業した私には，修士課程を選択するという考えはなく，この研究科で研究の手ほどきを受けた。

　私の初めての研究のテーマは，『看護婦の臨床判断の「構成要素と段階」と院内教育への提言』[3, 4]であったが，その後もこの研究を基盤とした取り組みを30年近く継続してきた。当時は認定看護師も専門看護師もいない時代であり，師長たちは実践の中でリーダーシップを発揮することを求められていた。私の研究は看護師の臨床判断についての研究であったが，この研究の協力者

メモ2　看護研修学校看護研究科と修了生のキャリア

　この学科は1983（昭和58）年から1988（昭和63）年にかけて，約20名の修了生を世に送り出した。入学の要件は，看護に関する6か月以上の継続教育を受けていること，5年以上の実務経験を持つことであった。原則として仕事をしながら研究をすることとされており，2年間の教育機関のうち，1年間に3か月ずつの集中講義の期間があり，他の期間は週に1～2回の通学が必要であった。私は3回生で，私を含む5名は仕事をしながら研究について学び，研究に取り組んだ。私たちにとって研究の醍醐味を味わった学修"経験"であり，5人はその後全員が修士課程，博士課程を修了し，大学教授として仕事をしている。

たちには新人看護師もいたし，多様な背景を持つ看護師たち，主任看護師や師長も含まれていた。そして私はこの研究活動を通してある確信を得た。それは師長たちの持つ実践の豊かさであった。この研究では看護師たちの臨床判断は，3つの異なる段階として捉えられたが，最も質の高い臨床判断をする看護師は，師長であり主任看護師たちであった[5]。

　研究科で学んでいた当時，「実践家」という言葉を使っていたことを記憶している。臨床（臨地）で看護業務を行う看護職を総称した「実践家」という呼び方であったと思うが，聞き慣れた「看護婦」「婦長」という言葉とは異なり，魅力的な響きを持っていた。今から思うと，看護学の専門化が促進される端緒となる時期であり，「看護婦」の中には，「教育者」「研究者」として仕事をする者も出てきて，それらの呼称に対比する形で「実践家」「実践者」という呼称が必要であったのであろう。そして今，「実践家」について改めて考える時，私の腑に落ちる「実践」の定義は，日本看護協会による「看護職が対象に働きかける行為であり，看護業務の主要な部分を成すものをいう」[6]という記述である。それは，看護師の実践は患者や家族への直接的な働きかけそのものであり，師長たちの対象者への働きかけは，質の高い臨床判断に裏打ちされていたと解釈ができる。

　前述した私の初めての研究『看護婦の臨床判断の「構成要素と段階」と院内教育への提言』[3]の成果は，論文としての公表[4]の他，解説を加筆した形で『変革期の婦長学』にも掲載している。それが，「エキスパートナース論―新しい婦長像を求めて」[7]という項であった。その項の最後に「エキスパートナースが婦長であったなら」として次のようにまとめているので引用したい。

経験の少ない看護婦が自分が行った看護に満足感を持てないのは，自分の行いたい看護を実践するだけの臨床能力がまだ身に付いていないからである。いうまでもなく看護は24時間を通して行われる活動であり，自分が意図する看護を患者に提供するためには，必然的にチームメンバーの力を借りなければならない。その内容によっては，管理者である婦長や主任の同意や支援，ともに働く医師の理解と協力，さらには薬剤師や栄養士，ソーシャルワーカーなどの他部門との調整などを必要とする。他者の理解を得るために自分の考えをまとめ，表現し，相手を納得させ，ともに質の高いケアに参加してもらうことは決して容易なことではない。もし看護婦にこのような力があれば，それはまさしくリーダーシップであり，管理能力であろう。すなわち，看護婦の熟練の過程の中に管理能力が含まれているのである。熟練した看護婦の核には，必ずやこの部分が確立されているはずである。そしてそれこそが師長としての最も大切な基盤である，と考える。

　多くの看護のテキストは「一人前」の看護師であればできることについて書かれている。看護管理に関しても同様である。便宜上はそのほうが論を進めやすいのであろうが，病棟における婦長の役割を考えるとき，「エキスパート」という概念を導入し，その理想からみてみると，違った見方ができるように思える。

　もし婦長が「エキスパート」の力を持ったとしたら，病棟はどのように変わるのであろうか。どのような質の高い看護を常に提供することができるようになるだろうか。

　研究を始めてから十数年がたつ。「エキスパートナース」はあくまでも理想，憧れでしかなく，現実には存在しえないのではないかとも思ってきた。しかし先日，「この人こそエキスパート」という婦長との出会いがあった。いずれ具体的に紹介したいと考えているが，筆者の「エキスパートナース論」が立証できるかもしれないと思って胸をどきどきさせている今日このごろである。

この記述の最後に示したエキスパートである師長の実践については、『看護師の臨床の「知」―看護職生涯発達学の視点から』[8]に紹介している。そこには優れた実践力を持ち、臨床判断に長けた師長の見事な看護実践と、看護管理の力と、看護師たちに影響を与えるリーダーシップを見出すことができる。

看護師長は豊かな看護実践力を持つ
―師長の実践

　「エキスパートナースが婦長であったなら」という思いを今も持ちつつ、私が自分自身に与えてきた課題は、「看護師が実践を省察(せいさつ)しながら仕事を継続していくと、エキスパートナースとしての実践力を持つ師長になるのだろうか」という問いに置き換えられている。しかし、その底辺に流れる思考は変わることなく私の中に在ると思う。答えは結論からいうと、「イエス」である。

　私は、看護師は新人看護師の時から、さらにいうと学生として臨地実習に臨む際にも、看護管理の視点を持たなくてはならないし、看護管理の視点を持って看護師としての実践を重ねていけば、他者と協働し、連携し、他者を巻き込んだ看護実践は可能になると考えている。

　私が問い続けたことを1冊に編んだ『変革期の婦長学』には、病棟を変えた師長たちの取り組みの構成要素を見出した成果を、「婦長の行うイノベーションモデルの構成要素」[9]として示している。ここで紹介している婦長たちは、実践の中から「何かを変えたい」「変えなくてはいけない」と考え、リーダーシップや戦略を用いた変革に取り組んでいた。

　また、2011年に出版された『その先の看護を変える気づき―学び続ける看護師たち』[10]では、エッセイを通して看護学生の気づきと感性に言及し、「血肉に染みこむ現場での気づき―看護学

生の成長の物語」をまとめた柳田邦男さん，経験のある看護師たちの書いた「いのちの学びの物語」を通して見えにくい看護を可視化した陣田泰子さんと共に，私は「師長のものがたりから」という章を担当した。

そこでは20年ほどのキャリアを持つ5人の師長たちが自身の患者や家族との関わりを通した日常の実践を紹介している。それは客観的に見れば短い時間であっても濃厚で意味ある関わりであり，1人ひとりの師長が持つ豊かな実践知と，病棟責任者としての，あるいは組織横断的に活動する立場であっても，それぞれの師長の構えが，いきいきとダイナミックに表現されている。彼女たちの看護師としての実践に「私は師長である」という責任感や，自分が役割を果たすことを当然と考えている指向性を随所に垣間見ることができるはずだ。

以上述べたように，私の関心の1つは師長という存在そのものであり，さらに師長の実践であった。師長たちは，複雑で切羽詰まった状況から目をそむけることなく，看護師の役割を見事に遂行している。これは，20年ほどの経験を持ち臨床で卓越した実践を行う，師長ではない看護師とは異なるスケールの実践として読み取ることができた。私には師長の実践の場である「師長の臨床」は当然のこととして存在し，それは看護師が行う実践と相補的に絡み合い，看護の質を保証するものであると考えている。

認定看護管理者教育の光と影

現在，日本では「認定看護管理者」の認定制度があるが，認定看護管理者が誕生したのは1999年のことであった。この教育課程はすでに10年以上の歴史があり，現在では2,000人を超える認定看護管理者が各地で活躍している[11]。私は現在まで，複数の

認定看護管理者教育に講師として関わってきたが，当初より感じていた違和感が，最近徐々に大きくなっていると感じている。誤解を恐れずに述べると，「管理的業務に関心があり，管理的業務に従事することを期待されている者」であるファーストレベルの受講者から聞かれる「もう臨床の実践者ではなくなった」「管理をすると，臨床には関わらずマネジメントをしなくてはならない」という言葉に対する違和感である。

　日本看護協会が認定する「認定看護管理者教育課程」のカリキュラムを概観すると，マネジメントに関する教科目が中心になっており，それは教育の目的からすると当然のことであろうと思う。しかし，教育を受ける前までの看護師としての経験をどのように看護管理者としての役割に融合させるのかは，個々の受講者に委ねられており，このことから，前述のような「私はもう看護実践はできない」という語りが生まれているように思う。しかし，「看護管理」とは，本来の意味では「患者にケア，治療，安楽を与えるための看護スタッフメンバーによる仕事の過程」[12]である。日本看護協会も「臨床における看護管理とは，患者や家族に，看護ケア，治療への助力，安楽を与えるために看護職員が行う仕事の過程である」「看護管理者は，最良の看護を患者や家族に提供するために，計画し，組織化し，支持し，調整し，統制を行う」[13]としている。そして重要なことは，師長たちは「最良の看護を患者や家族に提供するために」という意味での実践を行っているのであるが，実践が管理の理論や知識に覆われてしまっており，見えなくなっているのではないかと考えている。

　認定看護管理者の教育が始まる前は，師長たちは当然のこととして患者のケアを看護師と共に行っていた。もちろん，師長が看護師と同じ役割を担っていたという意味ではない。師長の行う実践は看護師の実践とは異なっていた（これについては，第2章で述べる）。また，私は文学の中でも数多くの魅力的な婦長たち，師長たちと出会ってきたが，彼女たちは例外なく管理者であると

ともに，あるいは管理者である前に卓越した実践家であった（第3章で述べる）。

現在に在っても師長は，自身が実践から距離を置くことではなく，1人ひとりの看護職が看護管理を担っているという認識に立てるよう彼（女）らに裁量権を委ねつつ，自身も実践の一部を師長として，管理者として担っていることを自覚することが必要であると考える。

今，師長のなすべきこと

医療の現状は，在床日数の短縮化や交代制勤務の必要性から，1人の看護師が継続して同じ患者をケアできない状況になっている。師長は，基本的に日勤帯の勤務を担当している。そう考えると，今だからこそ師長としてなすべきことが見えてくる。

2年ほど前に『大病院』[14]という本を手にしたのだが，そこにヒントはあった。この本は米国ニューヨークの大病院を舞台として，女性ジャーナリストであるジュリー・サラモンが2005年から1年間にわたって病院に入り込み取材をし，まとめた超大作である。私はこの本に描かれている看護師の姿を見つけようと試みながら読んだ。1年間にわたる記録の中から「大病院における臨床看護」を読み取ることはかなりの難題であったが，そこからおぼろげながら見えてきたのは，近未来のナースマネージャー（原文では看護マネージャー）の姿であった。

この大病院では，看護師は週36時間仕事をする。12時間の交代制で週に3日である。週に4日は仕事のない日である。この大病院は超急性期病院で，患者の回転は速く，さまざまな人種の患者や家族が出入りしている。そこに登場する救急救命室のナースマネージャーがアン・マリー・セレアールである。アンはひっきりなしに入れ替わる救急救命室の入院患者の経過を知り尽

し，入院した時から退院を見据えた計画を立てることを看護師に期待し，自分もあらゆる場面で看護を実践する。

　私は彼女の姿こそが，近未来のナースマネージャーの仕事を示唆していると考えた。つまり，これからの日本の病院においても同じような状況が来るだろうと考えたのである。あるいはすでにこのような状況は起きていて，師長の役割は再構築されなければならないのではないだろうか。この本は超急性期病院の姿を描き出しているが，回復期や療養型の病棟，そして地域包括を担う病棟であっても同様の意識変換が必要とされていると考える。

　これからは，1人ひとりの患者やその家族の置かれている状況が日勤帯に勤務している師長（ナースマネージャー）の元に集約され，師長を通して継続した看護実践が組織的になされることが必然であろう。主任や副師長という立場の看護師がこの役割を担うとしても，そのためには，豊かな実践力を身につけていることが前提となるだろう。

　そして患者やその家族にとって，師長は特別な，時には最後の砦となる存在であろう。これは，前述した「臨床における看護管理とは，患者や家族に，看護ケア，治療への助力，安楽を与えるために看護職員が行う仕事の過程である」「看護管理者は，最良の看護を患者や家族に提供するために，計画し，組織化し，支持し，調整し，統制を行う」[13]という定義を具現化することであり，師長のマネジメントの目的は，この文章の前半部分，つまり「臨床における看護管理とは，患者や家族に，看護ケア，治療への助力，安楽を与えるために」にほかならないのではないだろうか。

師長の実践──その「知」を言葉にすることの必要性

　看護師は実践し経験を積む中で臨床力を獲得していくが，日常

の実践は看護師の身体に埋め込まれた「知」，すなわち暗黙知となっている。その「知」は，言葉にして誰かに語ること，文字に起こして客観視するという作業をしない場合は，意識化されにくい性質があると考えている。

「知識は実践から生まれる」ことを主張したジョン・デューイに学んだドナルド・ショーンは，その著書『専門家の知恵—反省的実践家は行為しながら考える』[15]の中で，「技術的熟練者」とは異なる「反省的実践家」の「知」について述べている（下記の引用は秋田喜代美の解説より抜粋）。

> 「技術的熟練者」とは，現実の問題に対処するために，専門的知識や科学的技術を合理的に適用する実践者として専門家をみる見方である。（中略）しかし，現在社会がかかえる諸問題は複雑かつ不確実，独自的で価値が葛藤する場合が多いため，厳密に細分化された専門知識と技術の適用だけでは問題解決できず，専門的知識に対する信頼は失墜してきている。（中略）そこで新たな専門家像として「反省的実践家」が提示されるのである。これは専門家の専門性とは，活動課程における知と省察それ自体にあるとする考え方であり，思考と活動，理論と実践という二項対立を克服した専門家モデルである。反省的実践家の知を捉える鍵は，「行為の中の知 knowing in action」「行為の中の省察 reflection in action」「状況との対話 conversation with situation」という3つの概念である。

ショーンのこの主張は，私の研究の中で咀嚼してきた看護師の実践を読み解く新たな側面を見出すヒントになった。これまで私が出会った看護師たちは，自身の実践を行為として語り記述していた。そしてその行為を記述する際にショーンのいう「反省的実践家」としての概念，つまり「行為の中の知」「行為の中の省察」「状況との対話」が紛れもなく存在していたのだ。

師長が思考と活動，理論と実践という二項対立を克服した専門家であると考えると，私たちが師長の実践を深く追究しようとするならば，優れた専門家である彼（女）らの行為の中にある「知」を探り，それを言葉にし，省察することで，その姿を捉えることができるように思う。

　その第一歩として，病棟の看護を変えるイノベーティブな師長たちの実践を紹介し，師長の臨床について考えてみたい。

文献

1) 佐藤紀子：変革期の婦長学．医学書院，1998．
2) 佐藤紀子：婦長の「イノベーションモデル」の開発とイノベーション実現に向けての提言―ある自治体病院の婦長の実態を基に―：1993年度聖路加看護大学大学院看護学研究科修士論文，1993．
3) 佐藤紀子：看護婦の臨床判断の「構成要素と段階」と院内教育への提言，日本看護協会看護研修学校論文集．103-198，1987．
4) 佐藤紀子：看護婦の臨床判断の「構成要素と段階」と院内教育への提言．看護，41（4）：127-143，1989．
5) 前掲書1），114-126．
6) 日本看護協会：看護にかかわる主要な用語の解説―概念的定義・歴史的変遷・社会的文脈―．14，2007．
7) 前掲書1），126-138．
8) 佐藤紀子：看護師の臨床の「知」―看護職生涯発達学の視点から．100-113，医学書院，2007．
9) 前掲書1），89-99．
10) 柳田邦男，陣田泰子，佐藤紀子 編：その先の看護を変える気づき―学び続けるナースたち．医学書院，2011．
11) 日本看護協会：資格認定制度 専門看護師・認定看護師・認定看護管理者．日本看護協会ホームページ http://www.nurse.or.jp/　2016年6月現在．
12) Gillies, D. A.／矢野正子 訳：看護管理システムアプローチ．へるす出版，1986．
13) 日本看護協会看護婦職能委員会 編：看護婦業務指針．89，日本看護協会出版会，1995．
14) Salamon, J.／山村朋子 訳：大病院．河出書房新社，2013．
15) Schön, D. A.／佐藤学，秋田喜代美 訳：専門家の知恵―反省的実践家は行為しながら考える．215，ゆみる出版，2001．

第1章
病棟の実践を変える，イノベーティブな師長たち

1. なぜ「師長」をテーマとするか

キャリアを重ねながら深まった「師長」への関心

　私が『師長の臨床―省察しつつ実践する看護師は師長をめざす』というタイトルでこの本を書こうと思ったのは，これまでの私のキャリアに依拠するものである。ここでは，私のキャリアの中でこのテーマがどのように醸成されたのかを考えながら，私の中での看護の理論と実践の関係，そして理論を用いて省察しつつ実践する師長という役割を担う看護師へのメッセージを伝えたい。そして，これは決して師長のみならず，すべての看護職に考えていただきたい看護の本質であろう。

1 学生時代から新人時代：仕事を模倣し，覚える時期

　私は高等看護学院で看護の基礎教育を受けた。1974（昭和49）年に卒業したので，1951（昭和26）年以来初めて改正されたカリキュラムで学んだことになる。このカリキュラム改正ではそれまで102週以上と決められていた実習が，おおよそ59週程度に半減したことから，当時，「新カリの学生は使いものにならない」と言われた記憶がある。しかし，不思議なことによく覚えているのだが，ちょうど基礎実習で行った整形外科の病棟で，実習担当の教員が筋肉注射の準備をしながら私に言った言葉がある。「これからは，知識に基づいた看護をするようになるの。だから実習時間が少なくても大丈夫」。私はなんとなく安心し，教員と共に人生最初の筋肉注射を実施したのである。その時私は，「知識に基づいた筋肉注射」という考え方が大変気に入った。

私の臨床実習は長期にわたり続き，看護師（当時は看護婦）の仕事のほとんどを見聞きし，かなりの部分を実践したように思う。当時の実習内容は現在とは大きく異なり，病棟・外来実習はもちろんのこと，手術室には2年次と3年次に行き，器械出しを2回経験した。夜間実習も8回あり，夜勤の看護師にりんごをむいてもらって食べ，勧められるままに仮眠をしていたら朝になってしまった想い出もある。その時一緒にいた指導者の看護師は「夜勤は看護師になればいくらでもあるから，今日は寝ていなさい」と言ってくれた。結核病棟の夜間実習では早朝の血沈の採血があった。10人くらいを担当し血沈棒に立てているうちに血液が足りなくなり^{メモ1}，再度患者さんにお願いして採血させていただいたこともある。ナースステーションにかかってくる電話に出るのも学生の役割で，「学生〇〇です」と名乗ること，メモを取り復唱することを学生時代に身につけた。

　卒業後は学校と同じ敷地内にある病院に勤め，希望通り小児科の配属になった。なじみのある場所でもあり，医師たちは講義を担当していた顔見知りであり，すこぶる順調に看護師の仕事になじんでいった記憶がある。新人看護師の私は小児科特有の調乳，点滴や検査の際の子どもの抑制，時間で落とさなくてはならない点滴の滴下数の調整，泣いて暴れる子どものおむつ交換，ダウン症でミルクを上手に吸啜（きゅうてつ）できない乳児の授乳，面会が終わって母親がいなくなる時に泣き続ける子どものあやし方など，先輩のや

メモ1　血沈棒

　私が看護学生だった頃は，赤血球沈降速度の測定をするためにガラスの「血沈棒」を使用していた。
　ナースステーションに血沈立てがあり，看護師が速度を測定するのだが，この手技がなかなか難しい。3.8％のクエン酸ナトリウムを0.4 mL注射器に入れ，その注射器で静脈を穿刺し，全量が2 mLになったら抜針，空気を少し入れてよく混ぜ合わせる。その後，その注射器内の血液をガラスの棒（血沈棒）に入れるのだが，右手に注射器，左手にガラス棒を持ち，ガラス棒の中心の空洞の先端に注射針の先端を入れ，バランスを取りながら血液をガラス棒に流し込む。
　大変難しい手技で，初心者の場合，いつの間にか血液がガラス棒の先から流れ出てしまうことがよくあった。

り方を見ながら覚えていった。

　その頃，川崎病で入院していた1歳8か月のケンちゃん（仮名）は，私を慕ってくれて，私がだっこしているとお母さんが帰る時に「バイバイ」と機嫌よく別れることができ，お母さんは私にいつもお礼を言ってくれていた。思い返してみるとこれも「看護」であるが，私の中で知識を活用した看護をしている意識はあまりなく，ひたすら模倣し，仕事を覚えていく時期だったような気がする。

　当時の師長は看護学校の小児看護学を教えに来ていた師長であり，就職してからも親しみをもって接してくれたことを記憶している。新人看護師の私にとって師長は勤務表を作る人，業務を分担して指示する人という印象であった。師長が何を考えどのような病棟運営をめざしていたのかには，まったく関心がなかった。

　私にとって学生時代の実習は，<u>知識を活用しつつ看護を行いながら病院や看護師の仕事を知る機会</u>となっていた。新人時代は小児科特有の<u>技術や仕事の進め方を先輩を模倣しながら覚えた時期</u>だった。そしてこの時，10か月くらいのダウン症のユキちゃん（仮名）の死を目の前で体験したことは，その後のキャリアに大きな影響を与えた。

2 転職，出産，離職，そして再就職：目まぐるしくも，看護を問い直すきっかけになった時期

　私の20代はそれなりに波乱含みで，20代前半は最初の病院から銀行の健康管理室への転職，出産に伴う離職，出産後に託児施設を併設する民間病院に再就職という目まぐるしい経験をした。銀行の健康管理室での仕事，そして民間病院での経験は，私にとってはどれも驚きの連続であった。銀行の健康管理室には20人くらいの保健師・看護師がいたが，師長という役職の人はおらず「主任」が2人いた。健康管理室の業務は，銀行の本店内にある診療所で健康診断を受けた人のデータ整理や書類を通した生

活指導と,健康診断で異常があった人への個別指導,東京都内の支店への出張による健康診断などであった。主任は業務を教えてくれたり業務を分担したりしていたが,私の仕事の多くは,机を並べていた先輩看護師や私担当の事務員に教えてもらっていた。1年程度の期間だったので,支店巡りも興味深く無我夢中で過ごした。担当している支店の行員の中に膵臓がんの疑いの強い人がいて,精密検査を勧めるために支店の総務課長に連絡したことなど,社会人としての種々のマナーもその職場で学んだ。また,診療所内での消化器チームにも所属し,内視鏡検査の介助も行った。この健康管理室の看護師たちは洗練されていて,立ち居振る舞いも美しかったと記憶している。

　その後,出産のために銀行の健康管理室での仕事を辞めた。専業主婦になることに何の疑問もなかった。難産ではあったが長男はすこぶる健康に育っていた。そんな頃,私にとって「初めての死」を経験させてくれたダウン症のユキちゃんのことを思い出すようになった。時々,私は頭の中でユキちゃんと対比しながら長男にミルクを飲ませていた。ユキちゃんは30分かけても50ccのミルクが飲めなかったのに,長男は200ccのミルクを10分くらいで飲んでしまった。この時,初めて私は看護実践の意味を深く考えたような気がしている。「普通のこと」ができない子どもをいかにケアし,その子なりの成長を手助けし,見守っていくか。それはまさに看護実践であると,ユキちゃんと長男に気づかされたのだ。そして「私のしていたことは意味があったんだ」と思い至り,矢も楯もたまらず再就職先を探した。その時長男は10か月,再就職先は託児所のある医療法人の病院だった。

　そこでは看護師の数よりも圧倒的に准看護師の数が多く,多くの業務を准看護師が中心になって実施していた。私に仕事をオリエンテーションしてくれたのは,18歳になる准看護師1年目の人であった。

　小児・産婦人科混合病棟勤務であった私は,手術室や外来の仕

事も担当した。ここで出会った師長は，当時総婦長も兼ねており，助産師でもあった。彼女は助産を含む看護業務をしながら病院全体をマネジメントしていた。何もできない私をいつも見守ってくれたし，私が初めて経験する小児の血管確保や採血に戸惑っていると，私の手に自分の手を添えて「こうすればいいよ」と教えてくれた。医師にも堂々と自分の意見を伝えていた。後述するように1年半の経験で進学することを決めた時も「がんばりな」と励ましてくれた。他にも数人の師長がいたが，今でもこの総婦長はやはり抜きんでた力を持っていたと感じている。

　第3章の「文学に潜む，看護の知の水脈から探究する師長の臨床」の中で，中脇初枝『わたしをみつけて』という小説を紹介するが (→p.128)，ここに出てくる師長と准看護師の姿が，この病院での総婦長と准看護師の姿と重なってくる。師長は臨床でその実践力をいかんなく発揮し，准看護師たちに看護のプロとしての仕事を教える。時には厳しく，ある時は優しく，自分たちの看護に自信を持ちきれない准看護師たちの成長を支えていく…。私にとって，この時の師長や准看護師たちとの出会いは，私のキャリアから外せない貴重な経験となっている。

　医師たちも私に多くのことを教えてくれたが，やはり医師の指示の施行を中心とした看護業務であったことで感じた看護への戸惑いは，当時の私には自力で乗り越えることが難しかった。ここでの看護業務の中心は，医師からの指示を受けて採血をし，点滴をすることが中心であったからだ。最初に勤務した公立病院での業務は，病気の子どもたちに食事をとらせ，ミルクを飲ませ，お風呂に入れ，遊び，子どもの回復の過程を共にした感覚があったのだが，ここでは子どもの世話は母親に任せており，生活している子どもとしてみることができなかったのだと思う。

　そんな時，私の就職から半年後に入職してきた看護師が，「そんなに悩んでいるのなら」と私に勉強することを勧めてくれた。その人は私より10歳くらい年上で，看護学校の教員を出産を機

に辞め，看護師として再就職したという経歴を持っていた。その人の助言は教員養成課程での学修へと私を駆り立てた。そのような経緯から，私は当時1年間で教員養成をしていた日本看護協会設置の看護研修学校に入学した。

この時期は私にとって，初めての体験の連続であり，看護を問い直すきっかけになった。仕事ができる多くの准看護師と共に働いたこと，「看護は何をするのか」を考えたこと，もう一度勉強したいと思えたこと，看護学校で学んだこととそこで行われていることのギャップに気づくきっかけになった再就職であった。

3 看護学校の教員としての20代後半：理論を実践することの難しさとともに，繰り返し教えることの大切さを学んだ時期

1年間の教育を終えた私は，医科大学に設置されている看護学校の小児看護学専任教員として就職することとなった。20代後半もまたもや無我夢中で過ごしつつ，2人目の子どもも出産した。当時は育児休業制度もない時代であったが，二度と離職しないと決意していた私は，産後6週間で職場に復帰した。

私はそこで4年間，看護学校の教員の仕事をするのだが，教員としての仕事に先駆けて，半年間は臨床で研修をさせてもらうことになった。成人系の病棟で3か月，小児病棟で3か月の研修をした。ここで出会った師長たちもまた，多くのことを私に伝えてくれた。この6か月は私が自身の実践力を確認し，その後の教育を担当するために必要な組織でのネットワーク作りに役立った。ターミナル期の患者を受け持った時期は，持てる力を振り絞ってその人のためのケアをさせてもらえた。何もかもが貴重な臨床経験だった。

看護学校では小児看護学を中心に4年間教員としての仕事をしたが，3年課程と2年課程の2つの教育課程を持つ学校であったことから，准看護師として働きながら夜勉強に来る学生たちとの出会いが印象的であった。3年課程については自分の経験を通

して理解できたが，2年課程の学生たちのことはここで初めて知った。昼間仕事をして，準夜勤の時間帯に学校で学び，深夜勤務に就く学生もいた。眠くなるので冷たいタオルを持参して眠気と闘っている学生もいるし，すっかり眠っている学生もいる。私は寝ている学生を起こすことができなかった。病棟実習の指導で病棟に行くと，緊張しながら仕事をしている学生たちがいた。そして2年課程の学生たちは私に対し親切で，声をかけてくれる存在であり，新米教師の私を気にかけてくれていた。

　ここで，私は本当の意味で「理論と実践」の関係を考え始めた。なぜかこの頃から「知識」ではなく「理論」という言葉を用いるようになっていた。おそらく私の中で看護研修学校での学習や学生への講義を担当することなどを通して，離れ離れになっていた知識の断片が，1つにまとまりはじめた頃なのだろうと考えている。私にとって教育に携わった初期のこの頃，看護学生に基礎看護学や小児看護学に関する講義をするために教科書を熟読し，臨床でのエピソードと教科書の内容を結びつけ，特に2年課程の学生が眠くならないような講義をするための工夫をしていたことが，理論と実践を結びつけるために有効だったのかもしれない。臨床でのエピソードをもとに教科書に書いてあることを解説する。そんな講義をしていた。

　そのような日々の中で，教科書に書かれているいわば理想的な看護を学生に教えながら，頭のどこかで「あなたはそんな看護ができるの？」という問いかけが聞こえるようになってきた。当時，その大学病院の小児科には白血病の子どもがたくさん入院しており，厳しい治療を受けていた。化学療法で白血球が減少してくると，無菌室に母子ともども隔離しなくてはならず，そのお母さんを見ることが辛かった。家にはさびしい思いをしているきょうだいもいるかもしれないし，狭い部屋の中に2人で居続けることの苦労は並大抵ではなかっただろう。しかし，看護師は忙しく走り回り，母親をケアすることはとてもできない。私も20代

後半でずいぶん若かったが，看護師たちはもっと若かった。小児看護学の教科書には「小児看護の対象は子どもと母親（今では家族になっていると思うが）である」と書かれていて，私は学生にそう教えていた。しかし，現実の臨床では子どものケアを母親に任せなくてはならず，白血病の子どもを持つ母親やきょうだいには何の支援もできていなかった。私の中で自分の臨床力を考えざるをえない日々が続いた。

　この4年間は，私が理論と実践のつながりを理解し始めた頃で，「これが看護だ」と教科書に書かれている理論を実践することの困難さを自覚した時期であった。しかし，学生たちに看護を伝えようと懸命に取り組んだこと，実習では新しく来る学生たちにいつも新鮮な気持ちで繰り返し話し続けることの大切さを心底学んだ気がしている。私にとっては日常であっても，学生にとっては何もかもが初めての経験であることがわかってきたからである。

4 30代，主任看護師として師長として：師長の「イノベーションモデル」の開発へ

　私の30代のキャリアは，自治体病院の看護師としての仕事を中心に構成されている。

　20代後半に看護学校の小児看護学の専任教員として働いた私は，学生との日々の中で多くのことを学んでいた。しかし，理論と実践の狭間で悩む中で自分の臨床力の弱さに気づいてしまった私は，30歳で覚悟を決め，看護学校を退職し，新しく開設される市立病院の設立準備室に仕事を求めた。4月から準備作業に入り10月に開設の日を迎えた。ここで8年数か月，小児科と産婦人科の混合病棟の主任，内科病棟の主任と師長を経験した。また主任・師長は救急外来での救急車の受け入れも担当していたので，さまざまな患者や家族との出会いがあった。がん看護への関心も深まり，仕事に没頭する日々であった。その後，内科病棟で

師長（当時は婦長）となった私は，家族の事情で退職を余儀なくされるまでの4年間，師長として仕事をした。私にとって今の自分を形作るための貴重でかけがえのない日々であったと思う。ここで私が取り組んだ研究が，序章で述べた「看護婦の臨床判断の『構成要素と段階』と院内教育への提言」であった。

同居していた父の病気を理由に退職した際，私には，これを機に大学院に進学しようという目論見があった。序章で述べたように（→p.3），臨床で仕事をしながら，日本看護協会看護研修学校看護研究学科で研究に取り組んだ私は，「具体的な現象から本質を見出す可能性を持つ研究」という営みにも強く惹かれた。そのため，いずれ修士課程でこのテーマについて学びたいと考え，通信課程の大学にも通い学士取得をめざしていた。大学では文理学部で歴史学を専攻し，卒業論文を書いた。

退職後，学士号を取得した私は，大学院では看護管理学を専攻した。すでに看護の専門性が問われる時代ではあったが，看護学の中で自分がどのような専門分野を選択したいのかは，かなりあいまいであったように記憶している。当時の私は専攻を「看護管理学」にするか「がん看護学」にするかかなり迷い，結果的に通学の便を優先して考え，「看護管理学」を選択した。修士論文は「婦長の『イノベーションモデル』の開発とイノベーション実現に向けての提言―ある自治体病院群の婦長の実態を基に―」というタイトルになった。この修士論文と前述した「看護婦の臨床判断の『構成要素と段階』と院内教育への提言」という研究科での取り組みをまとめたものが，私の初めての著書『変革期の婦長学』[1]であった。

修士論文の際の研究協力者は，看護部長から「病棟を変えた婦長」として推薦された婦長たちであったが，その婦長たちはさまざまな実践知を用いて病棟を変えていた。私は，この研究の結果を図1に示すようなモデルとして提示することができた[2]。

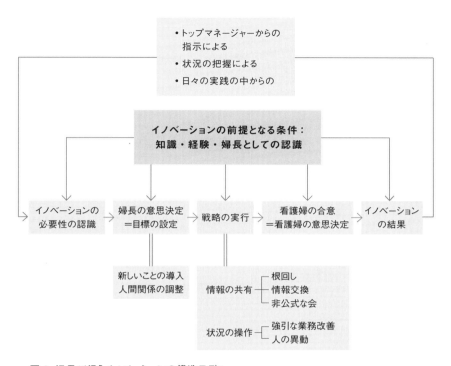

図1 婦長が行うイノベーションの構造モデル

　イノベーション（innovation）という概念については第2章で詳しく扱うが，ここでは「革新」といった意味で捉えていただきたい。このモデルは，師長（当時は婦長）が行うイノベーションを構成する6つの要素の関係を図式化したものである。

　イノベーションを行うには，イノベーションの前提となる条件，イノベーションの必要性の認識，師長の意思決定（目標の設定），そして戦略の実行といったプロセスがある。そしてそのプロセスを形作るものは師長の臨床実践の中にある実践知であった。

2. 師長の臨床実践を読み解く

　『変革期の婦長学』の刊行から約20年の時間が経過した現在，私の関心は再度師長の実践へと向かい，師長たちはどのように実践をし，その実践がどのように病棟の看護を変えてきたのか，師長の実践を当事者である師長に具体的に記述していただき，その記述から「師長の臨床実践」を読み解く試みをしようと考えている。これまでも『看護師の臨床の「知」——看護職生涯発達学の視点から』[3]，『その先の看護を変える気づき——学び続けるナースたち』[4] などに師長たちの実践を紹介してきたが，ここでは，2011年に私が講師として研修をお引き受けした，札幌市にあるKKR札幌医療センターの師長たちによって描かれた「師長の臨床」の事例を紹介し，解説を加えることとする。私はこの研修で，師長たちの描き出す臨床での状況に豊かな看護を見出したと感じたが，それから数年経過した現在では，この感覚は師長たちの身体に埋め込まれた実践知から生じるものであると確信している。その存在を私自身が確認するために，2012年9月から1年間，雑誌『看護管理』に「師長の臨床」として連載した原稿に，今回はさらに教育学，哲学などの視野からの考察を加えた。

知の身体性

　2003年に逝去した教育学者の藤岡完治は看護教育に深く関わり，看護教育の現場に多くの影響を与えた。彼の著書『関わることへの意志——教育の根源』には，看護職の実践への多くの示唆がある。

藤岡は,「看護とは,援助を必要としている人間的状況に身体で関わり身体をもって即応する主体的実践である」[5]と定義している。

　ここでいう人間的状況について藤岡は,「『いま,ここ』で経験していることの全体であり,それには価値,信念,経験,期待,意志等が含まれる。自己が変わるということは同時に状況の変化を意味し,状況が変わるということは同時に自己の変容を意味する」[6]とし,看護師の臨床の知を「身体の知」と「関わりの知」であるとしている。

　藤岡は「身体の知とは,日本人が本来もっている『身心一如』の思想であり,『身をもって知る』,『身にしみて分かる』,『身を乗り出す』などの場合の『身』である。ここでの『身』は肉体としての『からだ』のことではなく,からだから切り離された『こころ』のことでもなく,世界に関わり世界とともにある『身心一如』の全体としての人間のありようである。関わりの知は,看護者の関わるという意志によって造り出される。そしてそれは私が決して知り尽くすことのできない,しかし,私に呼びかけ,私を必要としている人間的状況への責任ある応答である」[7]としている。私は看護師の臨床の「知」について,いわゆる教科書などに書いてある理論的知識とは異なり,看護職の身体に入り込んで心身一如となっている「知」と考えており,下記のように定義している。

　「卓越した看護実践を行う看護師が臨床で用いる『知』は,理論的知識を土台としつつ経験を積み重ね,さらに他者の持つ知識をその経験と融合させながら自己の内面に取り入れ,その時その場の状況に応じ適切な形として具現化されているもの」[8]。そこで,「身体の知」という表現ではなく,知は身体の中にあるという意味で「知の身体性」という表現でこの事例を読み解きたい。

　これから紹介する事例において,下線を付している部分は,私が実践知の手がかりとしてつかんだ,看護師長の「行為」であ

る。「行為」には，看護師が主体的能動的に行動する行為と，看護師が他者の言動を受動的に受け止める行為がある。

患者にとっての本来の安全安楽とは何かを考える
―斎藤さんの天国と地獄[9]

中野りか KKR札幌医療センター 看護師長（執筆当時）

▶ あふれ出た言葉「もう地獄だわ」

斎藤さん（仮名）はある朝私に言いました。「師長さん，もう地獄だわ。辛いことばっかりで。酸素やこの胸の管，足は重いし身動きが取れない。それに（身体に付けるクリップ式の転倒防止離床センサーを指さして）これがすっごくストレスなの。本当に嫌なの。看護師さんのことちゃんと呼ぶし気をつけるから，これを付けないで。最近はこれを付ける時間になったら『ああそろそろ来るな』って思うの。転んだって私のせいなの。本当に嫌なこと言って迷惑かけてごめんね」。怒りと悔しさと情けなさと…なんとも表現しがたい思いがあったのでしょう，泣きながらご主人を前にしてそう訴えました。八百屋のおかみさんらしい，いつもの屈託のない笑顔はそこにはありませんでした。毎日朝早くから面会にいらしていたご主人も，その言葉にいたまれず後ろ向きになって，肩を震わせました。私は申し訳ない思いがあふれて「そんな思いをさせて，そんなことを言わせてごめんなさい」と手を握り心から謝りました。

斎藤さんのご主人は八百屋さんを営まれ，長男夫婦が2代目となり，斎藤さんもその仕事を手伝っていました。元来明るい性格の方でいつも冗談を言ったり，ご家族の差し入れを「いいから食べてみなさい」と看護師にも分けてくれる，「八百屋のおかみさん」というキャッチフレーズがぴったりの方でした。一方ご主人は仕事一筋で寡黙な方でしたが，心根がとても優しく，いつも静かに窓際で新聞を読みながら斎藤さんのそばにいました。徐々に状態が悪くなってい

く中では，窓を見ながら目を赤くしている姿もよく見かけました。ご主人は入院当初より息子さんたちから「お父さんの身体が心配だから」と病院に寝泊まりすることを止められていたので，毎朝5時には病院に来て斎藤さんを散歩に連れ出し，2人きりの時間の中でさまざまな斎藤さんの思いに耳を傾けるという日課を最後まで続けられました。

　ご主人はその朝もいつもと同じように5時から斎藤さんのそばに座って2人の穏やかな時間を過ごしていたのですが，私が部屋を訪ねると急に斎藤さんが「地獄だわ」と話し始めたので，びっくりした様子でした。斎藤さんは両足の浮腫がひどく，ふらついてしまうので，歩行時には看護師を必ず呼んでもらうように伝えられていました。しかし，このところ全身状態の悪化や夜間の不眠により，せん妄になってしまい，急に立ち上がってしまうことで胸腔ドレーンや酸素チューブが引っ張られてしまい，2回ほど転倒してしまいました。そのためご主人にも説明したうえで，渋々でしたが夜間のみ離床センサーを付けさせていただくことにしました。斎藤さんはずっと我慢に我慢を重ねていたのだと思います。でもその日はどうにも辛くなり，堪（たま）りかねて発した言葉だったのではないかと思い起こします。斎藤さんはこの他にも「眠り薬の点滴をすると，このまま目が開かなくなってしまうのではないかと思って怖いの」「部屋で寝ていると転ぶ夢ばっかりみるの」「ナースステーションがいちばん落ち着く」と話しました。ご主人も「そんなに辛い思いをしていたとは知らなかった」と驚き，「本人が転んでもいいと言うなら私もそれでいい。本人の良いようにしてやってください」と涙ながらに言いました。斎藤さんはもちろんですが，ご主人も傷つき心が痛む思いをしていることが見てとれ，大変申し訳ない思いと，なんとかしなければならないという気持ちに駆られました。

▶ 斎藤さんにとっての安楽を考える

　そこで受け持ち看護師に朝の出来事を伝え，本人やご主人のお話

を聞いてもらうよう話し，その日のうちに斎藤さんのカンファレンスを設定してもらいました。その際，斎藤さんが涙ながらに訴えたことや，このところの斎藤さんの元気のない様子，夜間の自分の行動に不安を持つ斎藤さんが「私ってこのまま変になってしまうのかなぁ」と最近話していたこと，ご主人の思いなどを皆に伝えました。そして皆が頻回に訪室していることを労いながらも，斎藤さんの安全を守るためにカンファレンスで決めて設置した離床センサーについて，もう一度話し合ってほしいと伝えました。斎藤さんにとって何が今もっとも辛いことなのか，斎藤さんの安楽ってなんだろう，斎藤さんがこれまで話した言葉を皆で回想する中で，「夜はベッドで眠るもの」という私たちの固定観念が斎藤さんを苦しめていることに気づきました。そして斎藤さんが薬で眠ることよりも，ナースステーションで過ごすことを望む時には，ベッドで眠れなくても，それはそれで自分で選んだ斎藤さんにとっての安楽であると確認し合いました。

　その日から離床センサーをはずし，できる限り転ばないように看護師が環境整備をすることや頻回に訪室すること，面会時にはご主人やご家族もそばにいて見守ってくださることをご家族と共に話し合いました。それから斎藤さんは毎日夜中の1時くらいになると「そっちに行っていい？ ここがいちばん安心できる，天国だわ」と言って，看護師とお茶を飲んだりおしゃべりをしたり，時には車いすのままうとうとしながらナースステーションで過ごしました。それからは昼も夜も眠い時に寝るという生活をしながら，不思議と昼間も笑顔で過ごす姿がみられるようになり，それは亡くなる前々日まで続けられました。前日には動けないくらいの呼吸困難感を強く訴える中で，「そっちに5分でも行きたいけど行けないわ」と言われたため，その日はご家族と共に夜勤の看護師がベッドのそばで付き添いました。

▶ **斎藤さんが教えてくださったこと**

　斎藤さんが亡くなられた後，息子さんがご挨拶にみえ，「母はいつもナースステーションがいちばん安心できると話していました。皆さ

んにわがままな母の望みを叶えてもらって本当に感謝しています。父のことは心配していましたが，案外早く仕事を始めて元気にやっています」と話してくださいました。そして，しばらくしてからご主人も病棟に顔をみせてくださり，「本当にお世話になりました。ここに来たらあの部屋にまっすぐ入ってしまいそうです。よく通ったなぁ。私も何かあったら，ここにお世話になります」と少し涙ぐみながらも笑顔で話してくださいました。

　私たちが患者さんにとって良いと考える安全安楽は，実際は「患者さんにとって」ではなく「私たちにとって」の安全安楽になっていることがあるのかもしれません。しかもそれはともすると天国ではなく，地獄をみせてしまうこともあるのだということを思い知らされた出来事でした。斎藤さんは，私たちが患者さんのそれぞれのあるべき姿を思い込みではなく，その方らしい生き方はなんだろうとその方の生きてきた人生に思いを馳せ，常にその方の言葉から，その方の姿から見失うことなく見極める力を持つことが大切であると教えてくださいました。

　私はこれら一連の出来事の中で，私たち看護チームが看護者として，人間としてさまざまなご示唆をいただいたことを斎藤さんに感謝するとともに，これからも看護する者としてそのことをしっかりと心に刻み伝え続けていきたいと思っております。

　中野りかさんの書いたこの事例は，看護師が転倒・転落を防止するために考えて実践していたやり方が，実は患者である斎藤さんに想像を超えるような苦痛を与えていたことを，中野さんが瞬時に「心身一如」としてつかみ取ったことから始まっている。日常的に毎朝病室をラウンドしていた中野さんが，その日の斎藤さんに出会い言葉を聞いた瞬間に，これまでの斎藤さんが醸し出していたものとは異なる斎藤さんの世界を知ることとなり，斎藤さんへの看護を変える契機となっていった。この事例に内在する

「師長の臨床」とチームメンバーと共に行った実践を，前述した藤岡の論を用いて考えてみたい。

1 「知の身体性」：援助を必要としている人間的状況に身体で関わり，身体をもって即応する主体的実践

　「ある朝私に言いました。『師長さん，もう地獄だわ』」。この記述は，中野さんがルーティン業務として，朝，患者さんを訪ねていること，斎藤さんと会話していることを表わしている。中野さんが毎日訪室しているので，斎藤さんはここで劈かれたように言葉を発することができたのだろう。「劈く」とは，「ひらく」という意味もあるが，卵の殻の中にいるヒヨコが殻を破る時の様子を表しているという説もある。まさに中野さんの訪室によって，それまで押し込まれていた感情の殻が破られたのだろう。

　斎藤さんを気遣い，毎朝5時から見舞いに来る夫や，受け持ちの看護師には言えなかったことを斎藤さんは中野さんに訴えた。それは「師長さん，もう地獄だわ」という言葉から始まる切実な叫びだった。毎日，斎藤さんを訪室し，夫と穏やかに過ごす時間を見ていた中野さんは，斎藤さんの「辛いことばっかりで」「これがすっごくストレスなの」「最近はこれを付ける時間になったら『ああそろそろ来るな』って思うの」という言葉を聞き，「怒りと悔しさと情けなさ」を表現した言葉として受け止めている。斎藤さんが言いたくても言えなかった「もう地獄だわ」という言葉は，中野さんを前にした途端，言わずにはいられなくなった言葉であったと理解できる。

　この時，中野さんは「援助を必要としている人間的状況に身体をもって即応する」[5]ことをしている。これは中野さんが「心身一如」として斎藤さんを把握したという見方もできるし，中野さんの目の前にいる斎藤さんを，その言葉を発した身体として丸ごとわかった一瞬ともいえるだろう。看護師が，実践を通して現実と関わる時，そこには言語を発する自分という身体が存在してい

る。哲学者である湯浅泰雄は，東洋思想に依拠する日本人の思想は，「心と身体において見いだされる，二元的で両義的な関係が解消し，両義性が克服され，そこから意識にとって新しい展望——開かれた地平といえるような——が見えてくることを意味する」[10]としている。さらに湯浅は，「空間的場所に身体をもって存在することが，人間にとってもっとも基本的な存在様式である」「古代の日本人においては，主観と客観，心と肉体の区別がなかった」[10]とも述べている。中野さんが斎藤さんと共に在る場で，斎藤さんの言葉と，斎藤さんの身体から発せられる言葉にはならない言葉が，中野さんに斎藤さんの置かれた状況をはっきりと知らしめたのであろう。

これまでの経緯を知っている中野さんが，瞬時に把握した今この場の斎藤さんは，「怒りと悔しさと情けなさ」として立ちあらわれ，中野さんは斎藤さんをそのまま受け止める存在となった。

このシーンは，中野さんの「私は申し訳ない思いがあふれて」「『そんな思いをさせて，そんなことを言わせてごめんなさい』と手を握り心から謝りました」という記述で終わっている。斎藤さんは，日常の仕事をする看護師と，師長である中野さんを峻別し，師長である中野さんに気持ちを吐露したことがわかる。このことは，藤岡が述べる人間的状況（→p.25）のことであろう。人間的状況とは，「いま，ここ」で経験していることの全体であり，それには価値，信念，経験，期待，意志などが含まれる[6]。自己が変わるということは同時に状況の変化を意味し，状況が変わるということは同時に自己の変容を意味するのである。

2 「知の創造」：状況が変わることで変容した自己が生み出す行動としての実践

斎藤さんが転倒防止離床センサーの使用に強いストレスを感じ，「これを付けないで。(中略)転んだって私のせいなの」と言ったこと，それを聞いた夫が「『そんなに辛い思いをしていた

とは知らなかった』と驚き，『本人が転んでもいいと言うなら私もそれでいい。本人の良いようにしてやってください』と涙ながらに言いました」と言ったことを受け，中野さんの師長としての思考と行動が開始された。この思考と行動を含む言葉が行為である。行為とはactionであり，意図を持っている。

　師長の仕事とされている看護におけるマネジメントは，対象者に提供される「ケアのマネジメント」と，サービス全体を組織として捉え，調整，統制する「看護サービスのマネジメント」として大別して説明されることもある[11]が，中野さんの実践はこの両方を含んでおり，どちらか1つの実践として区別し，整理することはできない。

　中野さんが考えた斎藤さんへのケアの方向性は，「眠り薬の点滴をすると，このまま目が開かなくなってしまうのではないかと思って怖いの」「部屋で寝ていると転ぶ夢ばっかりみるの」「ナースステーションがいちばん落ち着く」と話す斎藤さんの気持ちを受け止め，斎藤さんのストレスになっている離床センサーを使わないことであったと推測できる。しかし，日々のケアは受け持ち看護師が計画を考え実施していることから，中野さんは「受け持ち看護師に朝の出来事を伝え，本人やご主人のお話を聞いてもらうよう話し，その日のうちに斎藤さんのカンファレンスを設定してもらいました」という行為を選択している。

　これは，「斎藤さんは両足の浮腫がひどく，ふらついてしまうので，歩行時には看護師を必ず呼んでもらうように伝えられていました。しかし，このところ全身状態の悪化や夜間の不眠により，せん妄になってしまい，急に立ち上がってしまうことで胸腔ドレーンや酸素チューブが引っ張られてしまい，2回ほど転倒してしまいました」という経過の中で，看護師が考えたその時の最善の対処方法であり，説明した時には斎藤さんも渋々納得していたと記述されている。受け持ち看護師は中野さんからの情報をもとに斎藤さんを訪問し，夫からも今の気持ちを聞いたことが推測

される。その後，中野さんと看護チームのメンバーは，「斎藤さんにとって何が今もっとも辛いことなのか，斎藤さんの安楽ってなんだろう，斎藤さんがこれまで話した言葉を皆で回想し，『夜はベッドで眠るもの』という私たちの固定観念が斎藤さんを苦しめていることに気づき」「斎藤さんが薬で眠ることよりも，ナースステーションで過ごすことを望む時には，ベッドで眠れなくても，それはそれで自分で選んだ斎藤さんにとっての安楽である」と確認し合っている。

このことは，師長である中野さんが斎藤さんの考えを看護師に一方的に伝えケアの方向性を変えるのではなく，斎藤さんの今の状況をチームメンバーが改めて捉え直し，看護師が現状のままではいけないと判断し，計画を練り直したこととして深い意味がある。これは言葉を変えると，チームのメンバーが「新たな知を創造した」と考えることができる。

3 関わりの知：看護師の関わるという意志によって造り出される，私に呼びかけ，私を必要としている人間的状況への責任ある応答

斎藤さんは中野さんに気持ちを伝え，その後受け持ち看護師にも自分の気持ちを伝えたことで，看護の方向性を変えることに自ら参加したと捉えることができる。このことは，その後の斎藤さんの入院生活そのものを変え，「それからは昼も夜も眠い時に寝るという生活をしながら，不思議と昼間も笑顔で過ごす姿がみられるようになり，それは亡くなる前々日まで続けられました」と記述されているように，穏やかな時間を過ごすこととなった。夫も息子さんも斎藤さんのその姿を見て，心穏やかに見守ることができたのであろう。斎藤さんにとっても家族にとっても，大切な，心に刻まれた時間であったと読ませていただいた。この中野さんの実践は，斎藤さんが亡くなられた後の家族の生活にも影響を与えている。

連載を執筆していた当時，私は師長の実践を「看護師が行う実

践と相補的に絡み合い，看護の質を保証するもの」と定義している。中野さんの実践は，師長が看護師の実践を評価するために存在しているのではなく，自身の看護師としての力を発揮することでチーム全体の看護実践の一翼を担っていることを確認する実践であったと，今回改めて考えている。

生きることは考えること
――患者が考える時間を見守り続け，患者の可能性の芽を伸ばす

　ベナーは，1984年に"From Novice to Expert"というタイトルの著書を出版し，日本では1992年に『ベナー看護論――達人ナースの卓越性とパワー』[12]が登場した。この著書は90年代初めにベナーによって日本にも紹介されたが，今に至ってもクリニカルラダーや看護師の臨床実践力の基準として活用されている。私も以前からこの著書の内容に魅かれ，多くの示唆を得て現在に至っている。さらにベナーらによる『ベナー／ルーベル現象学的人間論と看護』[13]は，看護を考える際の重要な要素であり，看護という大きな概念を理解するためのサブ概念でもある「人間とは何か」について言及した成書として極めて印象深いものであった。この本の第4章「成人の人生諸局面における病気への対処」でベナーは，「熟練看護婦の重要な役割のひとつは，患者の生き抜いている意味の枠内で患者に何が可能かを認識し，患者に指摘するなり何なりして，その可能性の芽を伸ばすことにある」[14]と述べている。このことは，患者を全人的存在として捉え，関わるということに通じている。全人的存在として捉えた関わりとは，身体機能を客観的に評価した可能性に基づく関わりではなく，患者の持てる総力，すなわち身体機能だけではなく精神的・社会的・霊的な力をも引き出し，寄り添う関わりのことをいう。
　次に紹介する森浦さんとチームの看護師の実践は，忍耐強い関

わりとタイムリーな関わりが相補的に絡み合い，患者の持てる力を引き出し，寄り添う看護実践になっている。その実践の要となっているのが，師長である森浦さんであった。結果として，患者である松本さん（仮名）は未来を見据えリハビリに取り組み，自らの目標を言葉にしている。看護師が忍耐強く関わっている時，松本さんは考えることで生き抜く時間を過ごし，自身の持つ力を醸成している。森浦さんの関わりは，その力を引き出す看護の技であった。

　以下の事例の中で下線を付している部分は，私が熟達した実践にうずもれている臨床的知識の手掛かりとしてつかんだ森浦さんの「行為」である。行為とは，意図を持った行動であり，看護師が観察している患者や家族の表情や言葉，そして場の雰囲気なども事例の中で言葉として表現される。それもまた「状況を把握する」ために，「つかみ取る」「見て取る」「立ち止まる」という行為の結果であると考える。

患者の持てる力に寄り添い支える看護 [15]

森浦佳奈子　KKR 札幌医療センター　師長

　松本さんは 60 代後半の男性です。食道癌に対して，放射線療法の後，食道再建術を行いました。また，術後，呼吸状態の悪化で気管切開が行われました。さらに，縫合不全のため，絶飲食の期間が続きました。手術から約 4 か月後，リハビリ医から反回神経麻痺のため誤嚥するリスクが高く，これからもカフ付きのカニューレが必要であるために発声はできないこと，経口摂取で必要なすべての栄養をとることは難しいこと，リハビリをしても嚥下機能が改善する可能性は低いことが話されました。診察から戻った松本さんは悲しそうな表情をして，「たとえ医師からみて可能性はないとしても，可能性

を信じてリハビリをがんばろうと言ってほしかった。自分はやるだけやってそれで駄目ならあきらめもつくけど，今からあきらめるつもりはない。改善すると信じたい。なのに，はっきり駄目だという言い方をされて残念だ」と言いました。

▶ 松本さんの力に気づく

　それ以来，松本さんは活気がなく部屋のカーテンも閉じたままで黙り込む様子が見られ，看護師の問いかけにも無口な日々が続きました。チームの看護師は，手術後から辛い状況に耐えてきた松本さんに自分たちはどのような言葉をかけたらよいのだろうか，病棟でのリハビリの声かけをしても反応がないことから松本さんとの関わり方に悩んでいました。私は松本さんの部屋に行きづらいという看護師からの相談を受けました。今の無口な松本さんの状況では，部屋に行きづらいというスタッフの思いもわかりました。医学的に改善は望めないという今の状況と，松本さんが求めている状況には大きな差があります。今の松本さんには目標がなくなってしまっていました。

　私は「回復の可能性を信じてがんばりたい」という松本さんの言葉に生命力の強さ，生きることへの前向きさを感じました。これが松本さんの持っている力だと思い，松本さんの信じる力を大切にしたいと思いました。松本さんの今までの歩みを考えると，困難な状況でも前向きにがんばれる人であり，自分の状況を受け入れられる人だと思いました。手術後から今まで松本さんは自分の置かれている状況に対して逃げることなく，治療やリハビリに取り組んできました。松本さんのリハビリをがんばりたいという思いを尊重し，あきらめないでほしいと思いました。

▶ 松本さんに力を貸す

　チームの看護師の思いはどうなのか。部屋に行きづらいと感じつつも逃げずに松本さんと向き合いながら日々のケアを行っている看護師がいます。松本さんへの統一した関わりが必要だと思いました。カ

ンファレンスを行い，松本さんについて話し合いました。カンファレンスでは，「松本さんの，やる前からあきらめずにやるだけやってみたいという思いに寄り添いたい。松本さんならがんばれるはず。でも，松本さんにリハビリをしましょうと声をかけても何の反応もなくて，できない日々が続いています。そのためにだんだん声をかけるのもためらわれて，必要な処置だけをするようになっていました。松本さんのために力になりたいと思っていても，自分たちを拒否されているようで辛い。どのように声をかけたらいいのだろう。きっかけが難しい」という看護師の意見が出ました。私は，チームの看護師も松本さんの持てる力を信じていると感じ嬉しく思いました。今こそ看護の力で松本さんを支える時だと思いましたし，支える力のあるチームだと思いました。

　私は，松本さんに素直に「松本さん，私たち看護師は松本さんのあきらめるのにはまだ早い，リハビリをがんばりたいという気持ちを大切にしたいと思う。一緒にがんばりたい。これが皆の思いです」と話しかけました。松本さんは閉じていた目を開け，私を見て，嬉しそうな表情をしました。「ありがとう。無理だと思ったらそこで終わりだよね。やる気もなくなってしまう。リハビリの人とやる時は病棟でもがんばろうと思うけど，1人ではなかなかできなくて病棟でのリハビリが続かないんだよね。この頃はやる気も出なくて，もういいかなとも思ってしまって」と言いました。「看護師も皆，松本さんと一緒にリハビリをやりたいと思っています。松本さんによくなってほしいと思っています。看護師が午前中に時間をとるのは難しいことも多いから，その時は私が一緒にやりますよ。だから，松本さんもあきらめずにがんばってリハビリをしましょう」と言いました。その日から毎日，松本さんとのリハビリが始まりました。

▶ 松本さんの目標を支えるもの

　初めは言葉が少ない松本さんでしたが，日を重ねるごとに自分の思いを話してくれるようになりました。「手術の後，障害が残ってどう

して自分はこんなふうになってしまったのだろうと思ったけど，今は手術をしてよかったと思うよ。命を助けてくれた先生にも感謝している。この障害は自分に課せられた運命だと思って，これからもがんばろうと思うよ。一時はどうなってもいいと思った。妻も亡くしているし，こんな状態だと一人息子にも迷惑をかける。この先，どうなるのかと考えると辛かった。看護師さんと話もしなかったこともあったね。あの時は誰もわかってくれないと思っていた。今は，リハビリを一緒にやってくれた看護師さんに本当に感謝している。ありがとう。将来的に気管切開を閉じることが，今でも自分の目標だよ」と，松本さんは言いました。

　今までさまざまな苦労を乗り越えてきた松本さんだから出る言葉なのだな，と思いました。松本さんの強さ，人間性を改めて知った気がします。確かに，医学的には回復は難しいかもしれません。しかし，あきらめてしまうとそこで終わりです。あきらめずに目標に向かってがんばること，それを支えてくれる人がいるということが松本さんにとって必要であったと思います。チームで松本さんの思いを支える関わりによって，松本さんの持てる力を引き出すことができたと思います。

---

1 人間の持つ強さとその回復の時間

　松本さんは放射線療法を受けた後に手術を受け，術後のさまざまな厳しい出来事に前向きに対処してきた。術後4か月を過ぎリハビリ医から反回神経麻痺のため誤嚥するリスクが高く，これからもカフ付きのカニューレが必要であるために発声はできないこと，経口摂取で必要なすべての栄養をとることは難しいこと，リハビリをしても嚥下機能が改善する可能性は低いことを話された。松本さんは「たとえ医師からみて可能性はないとしても，可能性を信じてリハビリをがんばろうと言ってほしかった。自分はやるだけやってそれで駄目ならあきらめもつくけど，今からあき

らめるつもりはない。改善すると信じたい。なのに，はっきり駄目だという言い方をされて残念だ」と森浦さんに話している。この時，森浦さんがどのように感じ，何を話したのかは記述されていないが，森浦さんはこの言葉を記憶にとどめ続けていたことがわかる。

　松本さんはこの後，活気をなくし，部屋のカーテンを閉じたまま黙り込んでいた。後述されているように，看護師からの「リハビリをしましょう」という声かけにも反応しない状況が続いていた。松本さんは自分にはがんばりたい気持ちがあるのにもかかわらず，医師から身体的な健康の回復の可能性を否定されたと感じていた。医師は「リハビリをしても嚥下機能が改善する可能性は低いこと」を話しているが，可能性はないとは言ってはいない。しかし，松本さんにとっては治療者である医師の見解は極めて厳しいものであったと推測され，「たとえ医師からみて可能性はないとしても」という語りに表れているように，回復を否定されたと受け止めていることがわかる。松本さんの期待と医師からの言葉の表わす内容には開きがあり，この時，松本さんは自身の生命と向き合わざるをえない状況であったと推測する。

　人は病気やそのことによって起こる身体機能の障害と向かい合う時，否応なく自身の生と死に向き合うのだが，松本さんにとっては放射線療法，手術，そしてその後の気管切開や縫合不全などに立ち向かっている時ではなく，医師から説明を受けたこの時が自身の生命に向き合いはじめた瞬間だったのではないだろうか。言葉として自分の気持ちが表現できない時，人は押し黙り他者との関わりを拒む。この間，松本さんは，確実に自身の気持ちと向き合い続けていたのだろう。松本さんの元来持つ強さは，その兆しを表わしつつあったのではないだろうか。

2 患者の持つ強さを確信する絶妙な関わり

　一方，医師からの説明後の松本さんの言葉を聞いた森浦さん

は,「回復の可能性を信じてがんばりたい」という松本さんの言葉に松本さんの生命力の強さ,生きることへの前向きさを感じ取り,松本さんの持っている力を大切にしたいと思い続けていた。それは術後の厳しい状況に対処してきた松本さんを見続けてきたからであろうと考えられるが,松本さんは困難な状況でも前向きにがんばれる人であり,自分の状況を受け入れられる人だという森浦さんの確信であった。

　また,看護師も部屋に行きづらいと感じながらも逃げずに松本さんと向き合い,日々のケアを行っていたし,カンファレンスの中では声をかけても反応のない松本さんへの対応に苦慮していることが語られつつも,松本さんがあきらめずにがんばることを支援したいという看護師たちの言葉も確認できている。あきらめずに声をかけ続けた看護師たちの「リハビリをしましょう」という言葉は,松本さんの心の"外側"に確かに届いていたのだと思う。森浦さんは看護師の気持ちを確認した後に,素直に「松本さん,私たち看護師は松本さんのあきらめるのにはまだ早い,リハビリをがんばりたいという気持ちを大切にしたいと思う。一緒にがんばりたい。これが皆の思いです」と話しかけている。

　このタイミングが,おそらく自分の生命と向き合っていた松本さんにとって絶妙なタイミングだったのではないだろうか。松本さんは閉じていた目を開け,森浦さんを見て,嬉しそうな表情をしたという記述がある。そして「ありがとう。無理だと思ったらそこで終わりだよね。やる気もなくなってしまう。リハビリの人とやる時は病棟でもがんばろうと思うけど,1人ではなかなかできなくて病棟でのリハビリが続かないんだよね。この頃はやる気も出なくて,もういいかなとも思ってしまって」と話している。ここで看護師と森浦さんの言葉が,松本さんの心の"核心"に届いていると思う。

　もしこの時,森浦さんの関わりがなかったとしたら,「この頃はやる気も出なくて,もういいかなと思ってしまって」いる松本

さんは，回復に向けた意欲の兆しを喪失していたかもしれない。

　その後は，看護師と森浦さんとのリハビリの時間がはじまり，松本さんは「将来的に気管切開を閉じることが，今でも自分の目標だよ」と未来を見据えた目標を見出している。このリハビリの局面が重要な時期であったと考えるが，森浦さんは看護師が担当できない時は，自分が担当するというやり方で松本さんの意欲を支えていたことがわかる。

③ 患者が「生き抜いている意味」を見出すまでの時間を見守る姿勢

　前述したように，ベナーは「熟練看護婦の重要な役割のひとつは，患者の生き抜いている意味の枠内で患者に何が可能かを認識し，患者に指摘するなり何なりして，その可能性の芽を伸ばすことにある」と述べている[14]。松本さんの「生き抜いている意味」は，妻を亡くし一人息子に迷惑をかけたくないと思い，気管切開を閉じたいという願いであろう。この願いを見出し，言葉にするまで，松本さんには時間が必要であった。その状況の中で森浦さんとチームの看護師は，松本さんがリハビリを通して回復できる可能性を信じ，その可能性の芽を伸ばしたといえるであろう。

　そしてその可能性を信じることができたのは，松本さんが自身の生命と向き合い考える時間を忍耐強く見守り続けたことから生まれたのだと思う。患者には，病の過程のいくつかの局面で自らの置かれた状況を考える時間が必要である。その時間を見守り続ける看護実践の在りようを学ぶことのできた事例であった。

経験（受動）から引き出される能動的な振る舞い
　——患者の怒りやいらだちを受けとめながら，
　　患者と看護師に能動的に向き合う

　2人の師長の実践をみてきたところで，改めて気づかされるこ

とがある。それは師長の実践を読み解く際に重要なのは，一般論としての経験ではなく，むしろその人個人の経験であるということである。先に挙げた2つの臨床の場にいたのが，中野さんや森浦さんでなく別の師長であったなら，そこには別の実践が展開されたはずである。

　私が20年以上にわたり多くの看護師に臨床，つまり「看護師とクライアント（患者および重要他者）が偶然出会う場」での経験を記述していただき，さらにはその詳細についてインタビューや事例検討などの方法で語っていただきながら研究を進めてきた理由もそこにある。

　師長や看護師の臨床は，地域性や病院の規模や理念，共に働く医療チームなどの影響を強く受け，その置かれている状況もまた固有の世界である。このため，師長や看護師の臨床を読み解くためには，置かれている状況の差異を念頭に置きながらの作業が欠かせない。

　このことは，経験は1人ひとりの人間に固有のものであり，「経験を，〈活動する身体〉をそなえた主体がおこなう他者との間の相互行為として，考えることである」[16]という，哲学者である中村雄二郎の考え方に由来する。中村は，「経験が経験になるということは，現実とのかかわりが深まるということ」だとし，「われわれ一人ひとりの経験が真にその名に値するものになるのは，われわれがなにかの出来事に出会って，〈能動的に〉，〈身体をそなえた主体として〉，〈他者からの働きかけを受けとめながら〉，振舞うこと」だとしている。そして「能動的であることは，経験のもっとも基本的な要因である」としつつ，「経験とは，ただなにかの出来事に出会うことでもなければ，ただ能動的に振舞えば足りることでもない。その際にどうしても欠かせないのは，身体をそなえた主体として，他者からの働きかけによる受動＝受苦にさらされるということである」[16]としている。

　次に紹介する上野幸子さんの臨床には，患者である阿部さんや

青島さん（ともに仮名），そして看護師に対して能動的に向き合う上野さんの実践と，阿部さんの怒りやいらだちを申し訳なさとともに受け止めるという受動（＝受苦）としての上野さんの実践があり，両者は未分化のまま上野さんの実践を成り立たせていることがわかる。下記の事例の中で下線を付した箇所は，この実践を読む際に重要と考えられた部分である。

怒りを伴う苦情を訴えた阿部さんとの対話 [17]

上野幸子　KKR 札幌医療センター　師長（執筆当時）

▶ 阿部さんに挨拶しなかったことへの後悔

阿部さんは，左顔面神経麻痺で入院されました。阿部さんは定年まで残り一年で札幌に単身赴任された，ある会社の要職にある 50 代の男性です。入院当日は当病棟に空床がなく他病棟に入院しましたが，翌日の午後には当病棟に転棟してきました。既往歴に心筋梗塞と糖尿病があり，他病院で継続治療中でした。

私は日常業務として入院時には患者のもとへ伺い，挨拶をするようにしています。しかし，この日は阿部さんのベッドサイドへ行こうと思いながらもすっかり忘れていました。

翌日私が出勤すると，夜勤の看護師より阿部さんからクレームがあったことと，その対応が非常に大変だったと報告がありました。私はその瞬間に，昨日挨拶に行かなかったことを思い出し悔やみました。日頃から，師長として患者の顔を見て会話しながら第一印象を把握することが，その後の信頼関係を築くうえでどれだけプラスになるかを実感しています。もちろん，第一印象だけで患者の全体像を知り得るはずはありませんが，患者を知る一歩だと思っています。

夜勤看護師からの報告内容は盛りだくさんでした。報告を受けた後，改めて記録に目を通しました。21 時頃の阿部さんの訴えは，

「前の病棟でもらった患者共有シートの内容と実際にやっていることが違う」「看護師はラウンドに来なかったが，ここでは来てくれるのか」「耳鼻科の先生から治療に関しての説明がない」「インシュリンを使用しているが，糖尿病の先生から今後の治療に関しての説明が簡単であった。前の病棟で血糖について質問したが，ここの看護師がしてくれると言っていたのに一向にしてくれなかった。病棟間の連携が悪い」「同室者がガサガサと音を立てていたりなど，うるさくしていても看護師は注意をしない」などの苦情でした。看護師が主治医に説明を依頼したところ，医師の来棟があり説明をされて納得できたようだったと記載がありました。

　その後，深夜帯に入り，阿部さんは「隣の患者さんのいびきがうるさくて眠れない」と大声で興奮気味に訴え，壁を叩き，いびきをかいていた青島さんを起こしてしまい，青島さんは部屋から出て行ったことや，準夜帯でも訴えを繰り返していたことなどが記録されていました。看護師は阿部さんの話を根気よく聴き対応していましたし，同室者にも配慮をしたことを記録から把握しました。

▶ 阿部さんへの挨拶と謝罪

　朝のミーティングに入り，夜勤看護師は阿部さんの情報をスタッフにも伝える中で，「阿部さんは普通じゃない」と，否定的な口調で話したのでした。これまでも，看護師の中にはクレームのあった患者に対して，その現象だけにとらわれてしまいがちで，その患者を批判的に捉えてしまう傾向が少なからずあることがわかっていました。私も夜中にここまで興奮した訴え方は普通ではないと考えましたが，眠れないことがよほど辛かったのだと思いました。それ以上に，病気に対する思いがこのような形になって出てしまったのではないかとも考えました。そこで，夜勤看護師に，昨夜の対応に対しては本当にお疲れ様，と労いの言葉を伝えました。同時に日勤帯の看護師にも，夜間帯の阿部さんのエピソードには，多くの入り混じった精神的背景があるはず，そのあたりの情報をしっかり把握しアセスメントしてほ

しいこと，看護師間の連携や説明に関しても阿部さんが納得いく対応が必要で，それは当たり前のことだと私の見解を伝えました。

その後，私はやや緊張を感じながら阿部さんのもとへ向かいました。その時，いびきをかいていたという青島さんは部屋にはおりませんでした。

まず，「当科の師長です」と挨拶し，それから「昨夜は不眠で大変辛い思いをさせてしまい，申し訳ありませんでした」と謝罪しました。阿部さんは少し顔を赤らめ「いや，どうも」と穏やかな口調で言われ，私に椅子を勧めてくださいました。私も立って話すよりも，座って話をしたほうが威圧感なく良いと思いましたので，それに応じることにしました。それにしても顔を赤らめたのはなぜか。昨夜の興奮してしまった自分の言動に対し，恥ずかしい思いもあったのではという思いが頭をかすめました。

阿部さんは夜勤帯での出来事を1つひとつ，私にも話してくれました。阿部さんの口調は時々激しくなることもありました。私は意識的に声のトーンを少し落とし，極めて冷静に傾聴的態度で臨みました。私は病棟間の連携の悪さや説明に関しては配慮が足りなかったことを謝罪しました。今後も気になることがあれば遠慮なくお話しいただきたいこと，「それに対してはこちらもできる限りのことは考慮したいと思っていますが，限界もあるためその際は了承していただきたい」と，正直な気持ちをお伝えしました。阿部さんは「それはそうだ」と返してきました。こうして会話をしながら，阿部さんの人柄を心の中で思い描いていました。会社の要職という立場にあり，通常多くの物事をトップダウンで進めてきたのではないか，職業の性質から何事も中途半端を嫌い，いい加減は許されず，納得いくまで追求することが当たり前になっている人ではないだろうか。さらに定年を間近にして，顔面神経麻痺という病気になってしまったことのショックなどを考えれば，きちんと納得いくように答えなければいらだつのは当然のこと。阿部さんの質問に答えていくうちにそんなふうに考えていました。阿部さんは最後に同室者の青島さんのいびきについて，

「ここの病院ではいびきの人に対するマニュアルはないのか，見て見ぬふりをしているのか」と，いくぶん興奮気味に質問してきました。

▶ 阿部さんへの最後の一撃

　阿部さんが一番言いたかったことを切り出したと思い，私は阿部さんの気持ちを荒立てないように，「眠れないのは本当に辛いし，時間も長く感じますよね。決まったマニュアルはないけれど，できる限り皆さんが良い環境でいられるように配慮はしています。睡眠は精神的な面から考えても本当に必要なことだと思っています。部屋の移動も考えますが，なかなかうまくいかないこともあります。もちろん，病的ないびきをする方には検査も勧めています」とお話ししました。「今回は病室も満床で，夜勤帯にはどうすることもできませんでした。ご迷惑をおかけしました」とお詫びすると，阿部さんは納得されたようでした。そして，今日のベッド状況から向かい側のベッドが空くので，移動することはできる旨を伝えると，移動したいと言われました。内心，私はほっとしました。青島さんと同室のままでは，またクレームになるのではないかと一抹の不安がありましたが，阿部さんとのやりとりの印象から，このままうまくいくかもしれないという気持ちになりました。最後に「病気からくる食事をする時の不自由さや，まぶたが完全に閉じない苦痛が早く和らぐと良いですね」と言葉かけをしました。やはり気持ちを安定させてあげるのが一番だと考えながら，阿部さんと話をしました。最後に阿部さんが「ありがとうございます」と言ってくださったことで，心から安堵しました。

▶ 自分を取り戻した阿部さん

　その後毎日，訪室のたびに「調子はどうですか」と声をかけますと，穏やかに「だいぶ良くなりました」と答えてくれましたし，「本日のスケジュールで，あいまいな部分を教えてほしい」と言われることもありました。私は，まずはわかる範囲内でお答えし，後は担当看護師と連携をとって対応しました。初日のような言動がなくなったの

は，何よりも症状が良くなったことや眠れるようになったこと，そして看護師がきちんと答えていくことで納得し，気持ちが安定してきたのでしょう。

　看護師たちにも当たり前のことをきちんとやっていれば何ら問題はないことを，カンファレンスやミーティングの際に伝えていきました。

　いびきをかいていた青島さんにも今回は嫌な思いをさせてしまったと詫びました。青島さんは日を改めてSAS（睡眠時無呼吸症候群）外来を受診することになりました。阿部さんはきっと，この受診のやりとりを聞いて納得されたと思いますし，やはり当日の自分の言動に少なからず後悔の念はあったのではないかと推測します。

　その後クレームは一切なく，阿部さんは症状が改善し2週間ほどで退院されました。

---

1 夜の長さと最後の一撃

　上野さんにとって「入院時には患者のもとへ伺い，挨拶をする」ことは日常のことであった。しかし，その日は「入院当日は当病棟に空床がなく他病棟に入院しましたが，翌日の午後には当病棟に転棟して」きた阿部さんのもとに行くことを忘れてしまい，その阿部さんが夜間に苦情を訴えたことを知った上野さんが，忘れたことを後悔している様子が最初に書かれている。もし，前日，自分がいつものように訪室していれば，信頼関係を築くことができたかもしれないという上野さんの後悔であった。この記述は，空床がないために他病棟からの移動してきた患者は，環境に慣れることが難しく，特に訪室が必要だったことを悔いている上野さんの状況を表わしている。

　阿部さんは左顔面の神経麻痺で入院した，50代の会社の要職にある人物である。単身赴任で重責を負う仕事は，阿部さんにとってストレスフルであったであろう。神経麻痺という診断から阿部さんは，日常生活の不自由さに加えてボディイメージの変化

を経験し，入院後も家族がそばにいない状況が推察され，阿部さんの置かれた危機的な状況が記述されている．前日，おそらく1人で病院を訪れた阿部さんは，入院した次の日に病棟を変わらなくてはならず，そのことがあって「治療に関しての説明がない」「看護師が来ない」などの苦情になったと考えられる．これが21時頃の阿部さんの訴えであり，その後深夜になってから青島さんのいびきに感情が爆発したのであろうか，阿部さんは壁を叩き，青島さんを起こしてしまっている．青島さんもいたたまれない時間を過ごしたことであろう．

　病院の夜は長い．阿部さんが転棟してきた時間は書かれていないが，新たな環境で夕食をとり，他の患者のもとを訪れる面会の人も帰り，病院の長い夜が始まるのである．仕事のことだけではなく，顔面神経麻痺のこと，ラウンドに来ない看護師，耳鼻科の医師からの説明がないこと，インシュリンについて看護師が何も説明しないこと…阿部さんはこれらのことをどのように受け止めてよいのか，自分1人で悶々としていたのであろう．おそらく，最初に入院した病棟ではもっと早い時間帯に看護師がルーティンとしてラウンドしていたのかもしれず，21時にラウンドに来た看護師にその苦情を一気に伝えたのだと思う．医師の来訪で少しは納得できた阿部さんが，深夜になりいびきでさらに眠れなくなっていった状況が理解できる．

　一方，看護師は，病棟ごとの日課で仕事をしているし，いつもと同じように複数の患者を受け持ち，いつもと同じように仕事をしていることが推測できる．看護師にしてみると，阿部さんの怒りを伴う苦情は突然のことであったと思う．そして深夜の時間帯，看護師に苦情は言ったものの，さまざまな不安を抱えていた阿部さんに青島さんのいびきが襲いかかる．このことが最後の一撃となって阿部さんの怒りは爆発し，会社の要職にある阿部さんが「大声で壁を叩いた」状況は，尋常ではない出来事として看護師には映ったのであろう．

2 上野さんの経験を形成している能動性と受動性

　阿部さんにとっての長い夜が明け，上野さんが看護師からの報告を受けた時点では，阿部さんはかなり落ち着きを取り戻していたと推測できる。上野さんは，阿部さんが眠れなかったことの辛さを想像し，阿部さんの怒りをどう受け止めようか考えながら「やや緊張を感じながら阿部さんのもとへ」向かっている。ここでの「挨拶」と「謝罪」は，上野さんの能動的行為を表わしているように思えるが，実は「受苦」という受動的な状況がこの能動的な行動を引き起こしていることに気づくのである。

　前述したように，中村は「われわれ一人ひとりの経験が真にその名に値するものになるのは，われわれがなにかの出来事に出会って，〈能動的に〉，〈身体を備えた主体として〉，〈他者からの働きかけを受け止めながら〉，振舞うこと」ではあるが，「経験とは，ただなにかの出来事に出会うことでもなければ，ただ能動的に振舞えば足りることでもない。その際にどうしても欠かせないのは，身体をそなえた主体として，他者からの働きかけによる受動＝受苦にさらされるということである」と述べている[16]。

　上野さんの行動は，受苦にさらされることで引き起こされた能動的行為であり経験であったと考えることができる。さらには，「いびきをかいていたという青島さんは部屋にはおりませんでした」と書かれているように，同室者である青島さんの存在も上野さんにとって「受苦」であった。

3 客観視できる存在としての師長

　上野さんの事例を何度も読んでいると，この夜の出来事の当事者である阿部さんと夜勤の看護師の状況を，上野さんが冷静に客観的に捉えていることがわかる。当事者である看護師は，状況に巻き込まれ阿部さんの怒りの本質を見抜くことが難しい。しかし，上野さんは長年の経験から阿部さんの状況を当然の結果として受け止めることができる。私は，このことが病院の夜を象徴し

ており，病棟に日勤でいつもいる師長の役割を浮き彫りにしているのではないかと思う。夜は長く静かで，病む人のため息や苦痛や孤独で満ちている。病室から見る夜景は，住み慣れた家で見る景色とは決定的に異なる。

師長の経験とは，過去の出来事の蓄積のことではなく，師長の日常が「経験」そのものであることを確認した事例であった。

3. 看護学とは，臨床の知とは，何か

ここまで，師長たちが書いた日常の実践を紹介してきた。私たち看護師の身体に染み込み心身一如となっているものの見方や考え方，相互作用を基盤とした他者との関係性の構築の仕方はどのようなものなのか。この問いに応えるために，看護師が拠って立つ学問である「看護学」の視点から再度熟考し，師長という立場にある看護師が何をどのように経験することで何を学んできたのか，そしてどのようにこれからの実践を担っていこうとしているのかについて，私の研究テーマでもある「看護師の臨床の知」にも触れつつ考えていきたいと思う。

看護学の拡がりと汎用性

私は看護学部の学生だけでなく，医学部の学生や他の大学の人間科学部の学生に「看護学」を講義する機会を得てきた。他領域で学ぶ学士課程の学生に看護学について講義する時に特に留意し

たのは,「看護学」と「看護師の仕事」を混同しないということであった。そして,看護学部の学生ではない学生にも,「看護学」を理解し,活用してほしいという強い気持ちを持った。

　本来,学問とは「一定の理論に基づいて体系化された知識と方法」[18]であり,これは特定の人にとって必要とされるものではなく,関心のある人は誰でも学び用いることができるという性質があるだろう。「看護学」は,相手の世界に入り,相手の世界から当の相手を理解しようとする学問であり,この学問は万人にとって学ぶ意味のあるものなのではないだろうか。

　長年,看護職であり続けた私が,医学部の学生に「看護学」を講義し,さらに他学部の学生に「看護学」を講義する機会を得て気づいたことは,「看護学」の拡がりであり,「看護学」の汎用性についてであった。

科学の知と臨床の知

　他の学問領域について浅い理解しか持たない立場から述べることにためらいはあるが,「看護学」は,相手の世界に入り,相手の世界から当の相手を理解しようとする学問であり,この点で他の学問領域と比べ大変ユニークな学問である。実践に活用することで意味があることから,道徳的な実践を求められているともいえるだろう。多くの学問は,学問の対象（化学であれば化学物質,文学であれば文学作品などのように）を,学問する自分とは距離を置いて客観的に見つめることをする。しかし,「看護学」はそうではない。

　つまり,自然科学を中心とする近代科学においては,「普遍性」「論理性」「客観性」が重視され,直観や経験から得られた知見は科学から排除される傾向があった。哲学者である中村は,このような近代科学に基づく「科学的知識」に対して「臨床の知」の重

要性について論述している[19]。また,「臨床の知」に関する私の見解や研究成果は,『看護師の臨床の「知」—看護職生涯発達学の視点から』[3]にも詳しく述べているが,ここでは中村の著作から一部を引用し,説明することとする。

「<u>〈普遍性〉</u>とは,理論の適用範囲がこの上なく広いことである。例外なしにいつ,どこにでも妥当するということである。だからそのような性格をもった理論に対しては,例外を持ち出して反論することはできない。原理的に例外はありえないのだから」。「<u>〈論理性〉</u>とは,主張するところがきわめて明快に首尾一貫していることである。理論の構築に関しても用語の上でも,多義的な曖昧さを少しも含んでいないということである」。そして<u>〈客観性〉</u>とは,「或ることが誰でも認めざるをえない明白な事実としてそこに存在しているということである。個々人の感情や思いから独立して存在しているということである」[19](以上,引用部分の下線は筆者による)。

中村が指摘するように,上記のように特徴づけられる科学的知識は,実験室のような限られた空間においてという限定があれば,紛う方なき結論を導き出せるのであろうし,法則性も見出せるのであろう。しかし,人間の実生活においては,科学的知識による解明の試みは,実証不可能なことの羅列であるといっても過言ではないだろう。

1 「看護は普遍性のある仕事だろうか」という問い

「普遍性」の定義は,看護にフィットするだろうか。

例えば,看護の仕事の1つとして位置付けられている「死後の処置」について考えてみよう。看護がもし自然科学であり,普遍的なものであるとすれば,「死後の処置」は万国共通の看護技術として位置付けられるだろう。

しかし,例えば「エンゼルケア」という用語に置き換えられ日本の看護師にとって意味あるこの技術は,欧米では必ずしも看護

師の仕事ではない。詳細な状況を知っているのではないが，米国では一般に患者の死亡が確認されると，看護師の仕事はそこで終了し，エンバーミング（embalming：遺体を消毒，保存処理を施し，また必要に応じて修復し，長期保存を可能にする技法）を職業とする人が，その後の処置を請け負うらしい。私の考えでは，デカルトの心身二元論がDNAレベルに組み込まれているともいえる欧米人にとっては，死は生命の終焉であり，遺体は物体として捉えることが自明なのだろう。

　一方で，東洋思想に基づく教え方をする日本では遺体には霊魂が宿っていると考えられ，看護師たちは末期の水をとり，遺体に語りかけながら清拭を行う。もし日本の看護師がこの仕事を「看護」として捉えないのであれば，普遍的な「死の看取り方」が生まれるだろうが，そのようなことは今後も起こらないだろう。

2 「看護は論理的に考えながら行う仕事だろうか」という問い

　「論理性」についてはどうであろうか。

　私は，医学は自然科学で，医師は科学的な知識を用い診断をすると理解している。医師は診断する際，患者の病歴を知り，病気の徴候を調べ，診断に似た仮説を明確にし，検査を行う。つまり，基本的には仮説検証的に論理的に診断を進め，治療する。子どもが腹痛を訴えた場合，医師は腹痛の原因を列挙し，その原因を1つずつ確認し，当てはまらない診断は消去しつつ最終的な診断を行う。一方看護師は，「おなかが痛い」と子どもが訴えた時，医師と同様に消化不良や感染症の可能性を考えつつも，「もしかしたら，今日は運動会なのに，ぜんそく発作で入院していて運動会に行けないことが影響しているかもしれない」「昨日お母さんが面会に来なかったから，さびしいのかもしれない」というように，さまざまな視点から子どもの腹痛の原因を知ろうとする。また，身体的な所見がなかったとしても「おなかが痛い」と訴える子どもの痛みを受け止めようとする。「おなかが痛い」と

訴える子どもの見方は必ずしも論理的ではなく，自分の感性や感覚を頼りに子どもの全体性をみようとしていることがわかる。

③「看護は客観的な見方で行う仕事だろうか」という問い

「客観性」についてはどうであろうか。

私は，看護師は患者に関わる時，いつも自分の身体をその場に置いていることに着目している。つまり，共にいる場で看護が行われる。例えば，看護師が検査の説明をする場合，いつも同じように説明するのではなく，患者の状況を捉えながら説明をする。早朝尿を検査に出したい場合でも，その患者が40代で検査目的で入院している場合と，80代で入院環境になじむのが難しい人の場合では，検査の説明内容は異なる。看護師と患者は相互に観察し合い，相手を見極め，看護師は相手が理解できているかどうかを確認しながら説明を行う。これは客観的な見方では対応できない関わり方であろう。

④「そして，臨床の知とは何を指すのか」

普遍性・論理性・客観性によって特徴付けられる科学的知識に対して，中村が名付けた「臨床の知」は，コスモロジー（cosmology：宇宙論的考え方）の知，シンボリズム（symbolism：象徴表現の考え方）の知，パフォーマンス（performance：身体的行為の重視）の知によって特徴付けられる[20]。

中村によれば，コスモロジーとは，場所や空間を普遍主義の場合のように無性格で均質的な拡がりとしてではなくて，1つひとつが有機的な秩序を持ち，意味を持った領界と見なす立場であり，さまざまな具体的な場所や空間のうちにみる見方である。シンボリズムとは，事物には多くの側面と意味があることを自覚的に捉え，表現する立場である。またパフォーマンスとは，工学的な意味での「性能」ではないことはもちろん，しばしば誤って考えられているように，ただ身体を使い，身体を動かして何かをす

ることでもない。パフォーマンスであるためには，何よりも，行為する当人と，そこに立ち会う相手との間に相互作用，すなわちインタラクションが成立していなければならない[20]。

つまり臨床の知とは，個々の場面や場所を重視して深層の現実に関わり，世界や他者が我々に示す相互行為のうちに隠された意味を読みとり，捉える働きをする。臨床の知とは，諸感覚の協働に基づく共通感覚的な知[21]であり，直観と経験と類推の積み重ねから成り立っているものといえる。看護師は，「コスモロジーの知」「シンボリズムの知」「パフォーマンスの知」を用いて仕事をしていることが理解できる。

師長の仕事と臨床の知

私は4年程度ではあるが師長として仕事をした経験を持ち，看護管理学を専攻して大学院で学んだ経緯があり，師長レベルの看護管理に関心を持っている。看護管理者の中でも，現場の責任者である師長たちは，おおよそ20年程度の臨床経験を持ち，看護師としてまた1人の人として多くの経験を積んでいる。私が取り組んできた「看護師の臨床の知」の研究においても，師長たちの臨床力について言及したが，これは単純な願いや感覚からの発言ではなく，少なくとも私が20数年間取り組んできた研究の成果に基づいている。

この章の終わりに，短いながらも印象深い事例を1つ紹介したい（以下の事例は，『その先の看護を変える気づき—学び続けるナースたち』[22]からの抜粋であり，本稿を書くにあたって加筆・修正を加えた）。本稿では特に，師長の仕事に潜在的に存在する「コスモロジーの知」「シンボリズムの知」「パフォーマンスの知」について考えることとする。

師長としてできること
──患者ケアに対する責任を持つ[22]

宮子あずさ
公益財団法人井之頭病院訪問看護室・
東京女子医科大学大学院看護学研究科非常勤講師

　50代のA氏は，肺がんで全身骨転移がある。家族は妻だけで，他院で積極的治療を行ってきたが病状が進行し，緩和ケア目的で転院してきた。本人，妻ともに病状は理解しており，穏やかな最期を希望していた。ADLは全介助で保清の援助の希望が強く，週に1〜2回はリフトバスで入浴。この前後に中庭に出ることを楽しみにしていた。

　しかし急速に病状が悪化し，下顎呼吸の状態になる。この日は入浴予定であったが，受け持ちのB看護師は入浴介助を躊躇した。妻は1度は入浴中止を了承したが，「回復しないのなら，入浴させてほしい」と希望した。Bは私（師長）に「入れてあげたいとは思うけれど心配で…。師長と相談する，と言って戻ってきました」と困惑しながら話した。

　Bは緩和ケア病棟を希望して異動してきた30代の看護師で，Bが躊躇するというのは，よほどのことであろうと思った。患者は，今すぐ亡くなっても不思議がない呼吸をしている。私は主治医にナースステーションで待機してもらい，私とBとで入浴介助を行うことにし，妻に意思を確認したところ，「入れてあげたい」との希望があった。

　決まったら，とにかく亡くなる前に，何が何でも入れなければならない。すぐに準備し3人でA氏の入浴介助が始まった。すでに意識のないA氏は，快も不快も訴えない。妻は非常に喜び，「気持ちがいいわね。よかったわね」と盛んに声をかけ，顔や身体を洗ってあげていた。入浴後，1〜2時間ほどでA氏は永眠され，妻は最後ま

で感謝していた。

　この体験は，私にとって師長が持つ権限を，強く意識させてくれた。ここで行われる患者ケアに関しては，私が最終責任を持つのである。私がイエスならイエスであり，ノーならノーなのだ。私はA氏を入浴させる決断をし，私が意思決定したからには全責任は私にある。そのことを示すために，スタッフと共に介助に入りたいと考えた。あるいはもし入浴中に患者が絶命したら，Bには大きなショックが残るだろう。スタッフを守る意味でも，自分が立ち会うべきだと考えた。

　この事例を読むと，ターミナル期の患者ケアとして一般化することのできない，A氏とその妻の状況が理解できる。B看護師が躊躇したことも含め，師長はこの状況を把握し，自分が入浴介助に入ることを決断している（コスモロジーの知）。

　また，下顎呼吸がはじまっている状況を臨死状況と捉えるだけではなく，A氏にとって今が入浴できる最後の機会であると捉えている（シンボリズムの知）。さらには，B看護師と自分の関係性，自分とA氏そしてその妻との関係性を確認し，相互に納得しながら入浴介助をしている（パフォーマンスの知）。これは師長が看護師としての経験を積み，さらに看護管理者としての自身の役割を認識していることで可能となる，師長の看護実践であろう。

　現在，師長自身が看護師であることを意識しづらい状況があるとは考えているが，私は師長こそがもっとも看護学を象徴する仕事をしているのだと考えている。

文献

1) 佐藤紀子：変革期の婦長学．医学書院，1998．
2) 前掲書1），99．
3) 佐藤紀子：看護師の臨床の「知」—看護職生涯発達学の視点から．医学書院，2007．
4) 柳田邦男，陣田泰子，佐藤紀子 編：その先の看護を変える気づき—学び続けるナースたち．149-235，医学書院，2011．
5) 藤岡完治：関わることへの意志—教育の根源．87，国土社，2000．
6) 前掲書5），88．
7) 前掲書5），91．
8) 佐藤紀子：看護師が臨床で用いる『知』に関する文献検討．東京女子医科大学看護学会誌，2（1）：11-17，2007．
9) 佐藤紀子：師長の臨床〔第3回〕「知」の身体性，看護管理，22（12）：1082-1085，2012．
10) 湯浅泰雄：身体論—東洋的心身論と現代．25，講談社，1990．
11) 上泉和子，小山秀夫，筧淳夫，他：系統看護学講座 統合分野 看護の統合と実践［1］看護管理．3，医学書院，2016．
12) Benner, P．／井部俊子，他訳：ベナー看護論—達人ナースの卓越性とパワー．医学書院，1992．
13) Benner, P., Wrubel, J．／難波卓志 訳：ベナー／ルーベル現象学的人間論と看護．医学書院，1999．
14) 前掲書13），153．
15) 佐藤紀子：師長の臨床〔第4回〕生きることは考えること．看護管理，22（13）：1166-1169，2012．
16) 中村雄二郎：中村雄二郎著作集Ⅱ 臨床の知．56-59，岩波書店，2000．
17) 佐藤紀子：師長の臨床〔第5回〕経験（受動）から引き出される能動的なふるまい．看護管理，23（1）：60-63，2013．
18) 新村出 編：広辞苑 第六版．503，岩波書店，2008．
19) 前掲書16），8．
20) 前掲書16），9-10．
21) 前掲書16），82-95．
22) 前掲書4），222-225．

＊本章の「2. 師長の臨床実践を読み解く」は，雑誌『看護管理』連載，「師長の臨床」第3〜5回に掲載された文章に加筆したものです

＊本章の「3. 看護学とは，臨床の知とは，何か」は，文献3）p.217〜221を再構成し，加筆したものです

第2章

イノベーティブな
看護管理

1. 師長とイノベーション

師長に求められる，社会の変化に対応した実践

　看護管理を担う看護職の中で，この本で焦点を当てているのはある特定の部署の看護管理を担う師長である。師長は「看護長」「マネージャー」「科長」などさまざまな呼称を持つが，ここでは「師長」という表現で書くこととする。また，師長の中には複数の部署を担当する者や，組織横断的な仕事をする者など，さまざまな場や役割を持ち看護管理者としての仕事を担っている現状もあろう。

　いずれの場合であっても私は，師長は現場の看護実践の責任者であると考えている。看護実践の質を保証するためには，患者や家族の療養生活に関心を寄せ，病院内の病棟や外来からの視点で患者の生活を捉えるのではなく，その人の生活（life）の拠点である地域（community）を想定するという指向性を持つことが求められている。その観点から種々のプロジェクトを企画・運営し，患者や家族にとっても，現場の看護師にとっても安全で満足感の高い環境を創造することが重要であろう。さらに昨今では病院経営への参画も期待されるようになってきている。この度合いは，病院の規模や設置主体などによっても異なる。しかし，少子高齢社会の到来や，それに伴う医療費の増大の問題は，社会のあらゆる場所に多様な影響を与え，その影響は徐々に医療現場の実践の姿を変化させている。

　今もなお，看護職の働く場は急性期医療やその後の社会復帰に向けた病院・施設に集中している。しかし急性期医療の場におい

ては医療者である看護師も，患者や家族も，穏やかで安心して暮らせるための準備をする期間としての療養生活を望むことは極めて難しい状況にある。そのため，病院完結の医療は地域完結の医療へと向かうことが決定され，地域包括ケア[メモ1]時代がスタートした。このことは看護職の働く場の変化も意味しており，在宅看護や老人介護施設などで働く看護師も増加していくことが予想される。1人の看護師が新人看護師として就職した施設で働き続けることは少なくなり，看護職の働く場そのものが大きく変化していくのだと思う。そうなると，これまでは施設の中で考えられていた看護師のキャリア支援やクリニカルラダーも変化を余儀なくされ，地域社会の中でのクリニカルラダーが描かれる日もそう遠くはないと考えている。このような変化は師長をはじめとする第一線で看護を提供する看護職にとって，現前する大きな課題であろう。

またこれらの変化は，誰にでも訪れる老いや病，障害の問題として，看護職者1人ひとりの考え方や生活にも影響を与えている。かつては「患者の問題」として客観的に考えられたことが，自分や自分の家族の問題としてより具体的に，現実的に考えることを余儀なくされているともいえる。すべての人にとって十分かつ良質の医療を提供することと，在院日数の短縮化を図り効率のよい循環を実現することの両立には多くの矛盾や葛藤がある。そして看護職には，急性期病院で短時間の集中的な治療を受けた人々が自宅で暮らせるようになるために，シームレスな医療福祉施設の利用を可能にし，自宅で過ごす人々には訪問看護や介護のサービスを提供できるようにするという新たな役割が求められている。地域包括ケア時代を創造するためには，多様な場所で役割

メモ1　地域包括ケア

　厚生労働省は，高齢者が人生の最期まで可能な限り住み慣れた地域で，自分らしい暮らしを続けるために必要な支援体制を2025年までに整えることをめざすとしている。そのための包括的な支援・サービス提供体制を「地域包括ケア」と呼ぶ。

を担う看護職が連携し，ケアをつないでいくことが重要であることは言うまでもない。そして看護職は，社会の変化を如実に表わす患者やその家族と直接的に出会う場面が圧倒的に多いことから，今社会で起きている変化を，自身の身をもって察知する機会に恵まれている。すなわち，看護職は社会の変化に直接的に，具体的に出会う仕事をしているのだと考える。

そして師長という役割を担う人は，現場の看護師が身をもって感じている変化の波から一歩身を引き，社会全体の変化と患者や家族の状況を俯瞰することができる。だからこそ，師長には社会の変化に対応した病棟（あるいは病院）の変革を推し進める役割が求められているのではないだろうか。

師長としての実践に潜むイノベーション

私が修士論文をもとにまとめた『変革期の婦長学』[1]に著したように，病棟を変えた師長たちは実践の中から「何かを変えたい」「変えなくてはいけない」と考え，リーダーシップを発揮し，戦略や戦術を用いて病棟の変革に取り組んでいた。また，博士論文として取り組んだ成果をまとめた『看護師の臨床の「知」——看護職生涯発達学の視点から』[2]に取り上げた「エキスパートナースたちのナラティブ」や，『その先の看護を変える気づき——学びつづけるナースたち』[3]の中に登場する師長たちによって描かれたエッセイには，看護職としての豊かな実践知と，病棟責任者としての責務を担う師長の構えが，いきいきとダイナミックに表現されている。

その中から宮城智賀子さんの事例を用い，実践に潜むイノベーション（変革）について考えてみたい。

Aさんの痛み[4]

宮城智賀子　東邦大学医療センター大森病院師長

　Aさんは56歳の男性，転落外傷にて破裂骨折（骨盤・右大腿骨・右頸骨・腓骨）・左大腿骨頸部骨折により保存療法を行っており，床上安静が強いられ，日常生活のほとんどが病室での生活であった。統合失調症の既往があり，幻聴などの症状があったが，肝機能障害があるため内服治療ができず，専門医が定期的に面接をすることで安定を図っていた。

　Aさんとの出会いは，私が病棟配置替えになった時で，Aさんの入院から2か月ほど経過していた。

　異動後間もない頃，Aさんの背部の処置の介助につく機会があり，私は側臥位で処置を受けるAさんの身体を支える担当になった。側臥位になることで下肢の疼痛が増すことは，医師もAさんもわかっていた。医師がAさんの苦痛をできるだけ短時間にするために，早く処置を終わらせようとしていると感じ，私もそうなるように考えながら介助していた。

　処置の間，私はAさんに声をかけたが，Aさんの返事はなく，Aさんが必死に痛みに耐えていることを感じた。背部の処置が必要になって1か月以上もこの状態での処置が継続されていたことが想像でき，Aさんがこのような処置の時間をずっと耐えてきたのだと思うと，いたたまれない気持ちになった。また，処置の時間になるのを恐怖に感じていたことを，Aさんの処置中の表情から想像できた。医師と私はAさんに労いの言葉をかけ処置は終了したが，Aさんはぐったりして無表情であった。

　私は，骨折の部位や現在の治癒状態，疼痛を訴えた位置や動かし方などを反芻しながら，今の固定方法では骨癒合部分に負荷がかかり，疼痛を助長させているのではないかと考えた。そのため，次

の処置の際，焦らず処置が行えるように，骨癒合部に負荷をかけないように固定を強化し，安楽枕の置く位置を工夫して苦痛が少なく側臥位を維持できるように配慮した。

　その結果，処置中のAさんに，前回のような苦痛に耐えているような表情が見られなくなり，医師や私と会話さえあった。処置終了時には「今日は痛くなかったよ」と笑顔で話してくれた。また，翌日Aさんのベッドサイドに行くと，笑顔で私を迎え入れてくれ，「僕の痛みを聴いてくれてありがとう」と話された。

―――――――――

　宮城さんはこの事例を書いた時，整形外科病棟の師長であった。当時の宮城さんから伺ったのは，社会貢献のできる職業に就きたくて看護師をめざしたこと，看護学校卒業後は，脳神経外科，泌尿器科・産婦人科，個室，整形外科病棟などでの経験を積み，現在は整形外科，形成外科病棟の師長になっているという内容であった。

　私は著書の中でこの事例に対する解説を書いている[5]が，その解説をさらに拡げて，宮城さんの師長としての実践に潜むイノベーションについて再考してみたい。

1 文章にすることで見えてくる，看護実践の深さ

　この事例の中で重要な看護実践は，Aさんの「身体(からだ)の痛みを聴く」という，複雑で，濃やかで，直観的ともいえる状況の把握からスタートしている。宮城さんは「病棟配置換えになった時」であり，これまで慣れ親しんだ病棟を離れ，整形外科病棟での師長の役割を模索していた時期であったことが想像できる。「Aさんの背部の処置の介助につく機会があり」という記述は，看護師たちにとって拠り所となっている看護実践から看護管理者の仕事を考える機会として，おそらく宮城さん自らが望んで選択した時間であったろうと考える。宮城さんは「側臥位で処置

を受けるAさんの身体を支える担当になった」が，この時に多くのことを知っていく。私がここで「知っていく」(knowing the patient)と書いたのは，理解していくことを超えた，非言語的な把握の仕方であり，理解することと知ることとは異なると考えているからである。

「側臥位になることで下肢の疼痛が増すことは，医師もAさんもわかっていた」「医師がAさんの苦痛をできるだけ短時間にするために，早く処置を終わらせようとしている」こと，「声をかけたが，Aさんの返事はなく，Aさんが必死に痛みに耐えていること」，そしてそのことから宮城さんが「いたたまれない気持ちになった」こと，そして「処置の時間になるのを恐怖に感じていたこと」，労いの言葉をかけたがAさんは「ぐったりして無表情であった」ことなど，宮城さんの文章には1つも無駄なことが書かれていない。どの記述もこの状況を伝えるのに必要なことである。どれが欠けてもこの事例は成り立たない。ここまでの記述をとってみてもAさんの「身体言語を聴く」という宮城さんの見事な実践に敬服する。

さらに，宮城さんは知ると同時に思考を始める。Aさんの痛みを軽くしなくてはという目標に向かって，これまでの経験や知識を頭の中でフル回転させたのだ。そしてフル回転することができたのは，「いたたまれない気持ちになった」ことがエネルギーになっているように思える。この記述に，何とかしなくてはいけないという気持ちに後押しされ，Aさんの痛みの軽減に向かって専心した経緯を読み取ることができる。

そして宮城さんの「反芻」が始まる。「骨折の部位や現在の治癒状態，疼痛を訴えた位置や動かし方」を「反芻し」，仮説を立てる。これは看護実践の特徴でもあるが，答えが見つからない状況の中で，看護師はああではないか，こうではないかとアセスメントと直観に基づく仮説を立て，仮説を検証するように実践を試みることがたくさんある。宮城さんもそうであった。そして「今

の固定方法では骨癒合部分に負荷がかかり，疼痛を助長させているのではないか」という仮説を立て，「次の処置の際，焦らず処置が行えるように，骨癒合部に負荷をかけないように固定を強化し，安楽枕の置く位置を工夫して…」という実践を行っている。私は最初にこの事例を用いて「看護師の臨床の『知』」を説明したいと考えた時に，例えば「安楽枕の置く位置を工夫して」を「安楽枕を置く位置を工夫して」にしたほうがわかるだろうと考えたのだが，この部分は助詞も含めて宮城さんの実践そのものを表現しているのであり，簡単に修正してはならないのだと強く思ったことを今でも覚えている。

　そしてこの宮城さんの実践の結果にも唸らされた。「処置中のAさんに，前回のような苦痛に耐えている表情が見られなくなり，医師や私と会話さえあった」のだ。そして「処置終了時には『今日は痛くなかったよ』と笑顔で話してくれた」のだ。さらに「翌日Aさんのベッドサイドに行くと，笑顔で私を迎え入れてくれ，『僕の痛みを聴いてくれてありがとう』と話された」のである。どうしてこのような劇的なシーンが生まれるのだろうか。この事例を私は多くの研修会で紹介してきた。研修生である師長たちに伝えるたびに新たな「知」が生まれ，「知」が熟され，「知」について論述ができるようになってきた。実践は深く意味あるものだと確信しているが，実践はこのように文章にしてもらわなければその深さが見えて来ないという性格を持っている。

2 師長たちの実践が看護にもたらす「変化」

　宮城さんの事例をイノベーションの視点で考えてみると，「変化を起こす」という点でイノベーションであったと理解できる。Aさんにとってこの変化は笑顔をもたらし，「僕の痛みを聴いてくれてありがとう」という感謝の気持ちとなって現れた。痛みに耐えていたAさんが，他者との関係性の中で癒され，気遣われることで自分を取り戻していくさまとして読み取ることができ

る。宮城さんの事例の他，第1章でも4人の師長の実践を紹介したが，これらは私にとって師長の実践の中に哲学的な思考をも含む「人間への深いまなざし」を見出すことができた仕事であった。

　師長たちの実践に注目すると，そこで行われていた看護に患者の変化をもたらす行為を見出すことができる。この場合の行為はactionであり，意図を持った行為として具現化されている。

3 すべての看護職がイノベーションの担い手となる

　意図を持った行為が看護によって患者に変化をもたらすことは，師長以外の看護職にも期待されている。変化をもたらす行為は，看護管理者だけではなく個々の看護師にも，そして基礎教育の担い手である教員をしている看護師にも実現可能である。

　看護管理とは「看護師が行う仕事の過程」である。例えば今後，看護基礎教育の教員が行うべきことは，「看護管理」の言葉の持つ意味を正確に学生に教授し，臨地実習においても看護管理を意識した学びを推進することであろう。そうでなければ，急性期の短期間に限定された医療を受ける人が，自宅での生活ができるように回復期リハビリテーション病棟で過ごし，その後地域に戻っていくシステムをシームレスに考え支援することはできない。そして，臨床現場の看護管理者も看護管理の言葉の定義を咀嚼したうえで管理者としての仕事を推進し，個々の看護師は新人看護師の頃から，看護管理の担い手として仕事を遂行することが求められる。

　つまり，序章（→p.9）でも述べた通り看護管理者のなすべきことは自身が実践から距離を置くことではなく，1人ひとりの看護職が看護管理を担っているという認識に立てるよう彼（女）らに裁量権を委ねつつ，自身も実践の一部を師長として，管理者として担うことではないだろうか。そして「一部」という表現によって覆い隠されてしまいがちな，一部であっても不可欠な看護実践

1. 師長とイノベーション　67

の担い手としての役割を果たし続けてほしいと考えている。例えば，師長は夜勤をしないことが多く，日勤帯の患者や家族の状況を経時的に捉えることのできる数少ない看護職員である。であるからこそ，入院期間が短縮されている現在，患者や家族の変化をナラティブに日々の担当の看護師たちに伝え，ケアが継続され推進されるように支援する役割もあるだろう。このことが，今師長に求められているイノベーションの1つであろう。このイノベーションに，基礎教育を担う看護教員たちにも積極的な参加を期待している。

2. 師長の行うイノベーションモデル

イノベーションモデルの構成要素

　『変革期の婦長学』の中で私は，原岡の言葉を引き，イノベーションを看護組織の1単位の中で，「新規の実用的なアイディアを実践に移していく過程。再構造化のためのアイディア，コスト削減，新方式の予算制度の実施，チーム内のコミュニケーションの改善や生産方式の再編成などもまたイノベーションである。イノベーションとは，新しいアイディア，新しい処理方式，および新製品やサービスの創出，受容，そして実行である」[6]と説明していた。そして今は，師長の行うイノベーションには，看護管理者としてチームの目標を立て，組織化し，動機付けをし，指示し支援し，達成するというマネージャーとしてのイノベーション

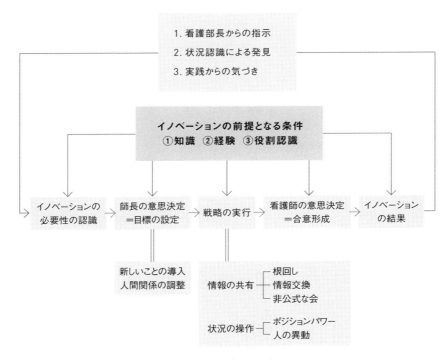

図1 師長が行うイノベーションの構造モデル（改訂版）

と，看護実践の中で患者や家族に変化を起こすイノベーションの2つがあると考えている。後者の看護実践の中で患者や家族に変化を起こすイノベーションは，すべての看護職に期待され，マネージャーとしてのイノベーションが看護管理者にはより期待される責務と考えてよいと思う。

『変革期の婦長学』のベースとなる研究を進めていた1990年代初め，師長たちは今とは異なる時代の中にいた。日本ではバブル経済が破綻をきたしつつあったものの，経済状態の悪化はいまだ実生活や病院経営への影響として顕在化しておらず，変化の実感は薄い時代であった。当時，私が着目した公立病院の師長たち

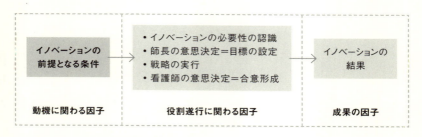

図2 イノベーションの構成要素の意味

は，比較的安定した状況での病棟運営ができていた。この病院群を経営する自治体には20近い病院や産院や療育施設があったこと，師長たちは平均3年程度で他の病院・施設に異動するという状況の中で，現状維持にとどまっていても許容される風潮があった。私は，その中ではむしろ少数派である病棟を変えた師長に着目し，師長たちがどのように変革を成し遂げたのかを探究する研究に取り組み，その結果をモデルとして示した（→p.23）。それを一部変更したモデルを図1に示す。

　このモデルについて概説しよう。このモデルは，「イノベーションの前提となる条件」「イノベーションの必要性の認識」「師長の意思決定＝目標の設定」「戦略の実行」「看護師の意思決定＝合意形成」「イノベーションの結果」の6つの構成要素から成り立っている。

　「イノベーションの必要性の認識」「師長の意思決定＝目標の設定」「戦略の実行」「看護師の意思決定＝合意形成」「イノベーションの結果」は経時的なプロセスである。ただし，「戦略の実行」と「看護師の意思決定＝合意形成」の2つは同時進行的過程を踏むと考えたほうが実際的であろう。

　この6つの構成要素は，図2のように意味付けることができる。すなわち，「イノベーションの前提となる条件」は，イノベーションの動機に関わる因子である。この構成要素は他の構成

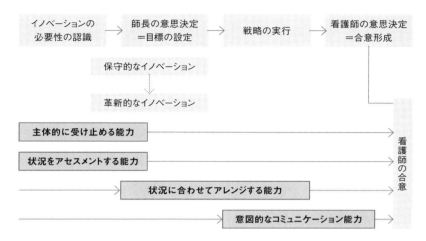

図3 役割遂行に関する因子と4つの能力

要素に影響を及ぼすイノベーションの核となる構成要素である。また，「イノベーションの必要性の認識」「師長の意思決定＝目標の設定」「戦略の実行」「看護師の意思決定＝合意形成」の4つの因子は師長の役割遂行に関わる因子である。そして最後の「イノベーションの結果」はイノベーションの成果の因子ということができる。イノベーションを成し遂げるということが，師長としての職務を遂行することであり，その結果，師長は新たな挑戦へと立ち向かうことになる。

師長の役割遂行に必要な能力

イノベーションはチームを構成する看護師の合意があれば成し遂げることができる。そこでイノベーションのプロセスの中で，「看護師の合意」が得られるまでのことを考えてみよう（**図3**）。「イノベーションの必要性の認識」に必要なのは，「主体的に受け

止める能力」と「状況をアセスメントする能力」である。また，「師長の意思決定」に必要なのは「状況に合わせてアレンジする能力」である。そして「戦略の実行」に必要なのが「意図的なコミュニケーション能力」であるといえるだろう。もちろんこれらは混在しているので，4つの能力はイノベーションのプロセスのどこにあっても必要なものである。

1 主体的に受け止める能力

この能力を身につけるためには，体験を経験化していく態度や姿勢，考え方が必要であろう。すなわち，「イノベーションが必要である」と認識するためには，自己が他者や出来事に対して開かれていること，新しい出来事を虚心坦懐に受け入れていくことが必要である。「今のままでいい」という受け止め方では，イノベーションの機会を主体的に受け止めることはできない。「イノベーションの必要性の認識」は看護部長からの指示や日常の実践の中でなされるが，師長自身に現状を変えていく意思がなければその認識は起こらない。

2 状況をアセスメントする能力

看護の質を向上させるため，あるいは効果的なマネジメントのために多くの理論が生まれている。しかし，これらの理論を現状に合わせて実践していくには，現在の自分の病棟（外来や手術室なども含む）をアセスメントすることが不可欠である。近年，組織の持つ文化についての研究が盛んである。組織文化は「広範囲で，微妙で，力を持ち，そしてパターン化しているという特徴を持ち，イノベーションとの葛藤をもたらす」[7]といわれている。そこで，目標とするイノベーションを行おうとする場合に「人間関係の調整」が必要となることも多い。「語られることよりも行動のパターンの中に文化の持つ価値観が示される」[7]ことからも，組織文化をアセスメントすることが必要であり，そのために

現状を分析することが重要になる。

3 状況に合わせてアレンジする能力

　イノベーションを推進する役割を遂行するためには，目標を状況に合致するものにアレンジすることが必要である。そうしなければ看護師の合意を得ることにはつながらない。これは「管理戦略として唯一最善のものがあるわけではなく，管理戦略のレパートリーの中から，置かれている状況や部下の特性に適合するものを選択し，適用するという方法を採ること。状況の差異を重視し，かつ状況に適合的な管理戦略を選び使用していくことを目ざす」[8]状況適合理論と共通する考え方である。

4 意図的なコミュニケーション能力

　看護師の合意を得るために不可欠な能力である。このことについてドラッカーは「日本についての権威者がだれしも認める点が1つあるとすれば，それは日本の制度—ビジネスであろうと政府機関であろうと—はコンセンサス（合意）によって意思決定しているということである。日本人はそれについて同意（agreement）が得られるまで，組織全体で議論し，意見の一致をみるまでは議論をやめない」[9]と述べている。これが日本人の特性として，さらに看護という24時間継続したケアを求められる看護職にとって，チームの成員の合意が必要な理由である。そのための重要な手段が意図的なコミュニケーションといえるであろう。

　さて今，師長と呼ばれる看護師はどのような状況にあるのか。患者や家族にとって，看護師にとって，医師やメディカルスタッフにとって，病院経営者にとって，などさまざまな視点から考えたとしても，やはり師長は20人から時には50人を超える看護師たちの要となる人物である。師長の在りようが，看護師の倫理的・道徳的実践の遂行に強く関わっており，看護師やチームの文

化に強く影響し，その結果が提供される医療に反映されていることに疑いの余地はない。

師長が行うイノベーション
―師長が看護師と共に成し遂げた取り組み

　2015年，看護管理者を対象とした研修会の企画をしている時，ある師長（豊田明美さん，現在は千葉県病院局経営管理課の医師・看護師確保対策室勤務）との出会いがあった。その研修会では豊田さんは講師であり，豊田さんが千葉県循環器病センターの看護師長として仕事をしていた時の話を聞かせていただいた。

　豊田さんが取り組んだ実践は研究者と共に行った実践であり，アクションリサーチとしてその成果が「高度専門病院における認知症ケア向上への取り組み：千葉県循環器病センターの一病棟での実践」[10]というタイトルで公表されている。

　研究として取り組む前は，徘徊や点滴・経鼻胃管の抜去などがある患者に対して身体抑制や行動制限をしなければならない状況の中で，看護師は葛藤し，疲弊していたという。研究者たちのアドバイスを受けながら，師長である豊田さんが認知症ケア改善に取り組む推進者たちと共に勉強会を企画・実施し，看護助手や理学療法士，作業療法士などの多職種と連携を図り，定期的なカンファレンスでの看護師の心情の吐露や効果的なケアの共有などを行っていく。そのことでさまざまな工夫や協力が生まれ，患者の希望に沿ったケアが実施されるように変わっていく。この変化は看護師長が病棟方針として認知症ケア改善の取り組みを掲げ，推進者たちと共に看護師に働きかけたことによって成し遂げられている。

　以下に公表されている論文と，研修の場で豊田さんが話した内容を紹介し，師長としての実践についてイノベーションモデル

(→ p.68)を参照しつつ解説を試みてみたい。

1 イノベーションの前提となる条件（知識・経験・役割認識）

　豊田さんは師長として5年の経験を持つ。今回の実践は，5年間のうちの3年半をかけて取り組んだものであり，豊田さんが師長として何をなすべきか考え，取り組んだ内容であった。

　豊田さんは220床の小規模専門病院に勤務しており，神経内科・脳外科の混合病棟を担当していた。患者は65歳以上の高齢者が7割以上を占める。病棟には師長を含む看護師29名，看護助手6名，病棟クラーク1名のスタッフが配置されており，交代制で勤務している。看護体制は7対1で，併設されている脳卒中ケアユニット6床は3対1の人員配置である。ケア提供システムはチームナーシングと受け持ち制を併用しており，リーダーは1人である。豊田さんは身体抑制をしない，患者を尊重した看護をめざし，ここで働きたいと思える病棟を作りたいと考えていた。

2 イノベーションの必要性の認識

　この病棟の入院患者は脳卒中後遺症に伴う障害があり，日常生活支援やリハビリテーションを必要とする患者が多いという特徴があった。自分の意思が伝えられない高齢者も多く，入院や治療を機に認知機能の低下や適応障害を起こす患者も少なくない。主に必要とされる看護は，脳卒中の急性期治療が必要な患者の看護ケア，残存機能を活かしながらの日常生活の援助，合併症予防，入院生活を安全・安楽に過ごせるような看護ケア，退院支援などである。特に脳卒中を罹患した高齢患者に対しては，時間をかけ患者の思いをくみ取りながらケアを提供することが必要である。

　しかし，診療報酬の改定や医療事故への対策などとして，入院患者が入るたびに加算の取得やスクリーニングのためたくさんの書類作成や記録が増加し，ベッドサイドケアの時間が短くなって

しまう。そして多くの仕事を抱えた看護師は，患者の思いをくんだケアに時間を費やす余裕がなく，気づかぬうちに看護師主体のケアをせざるをえない状況になっていった。認知機能低下を伴う高齢患者の徘徊やせん妄に対し、転倒・転落防止のためやむを得ず抑制をする。一度抑制をしてしまうと，なかなかはずすタイミングについて自信を持って言い出せない。また，麻痺や入院生活のストレスから混乱を起こす患者もいた。何度も同じ質問をしてくる患者に対して言動の意味がわからずイライラし，「はいはい，さっきもトイレに行ったでしょ」と言葉を返すだけで，業務に追われるあまり患者の訴えにも聞こえないふりをし，素通りする場面さえ見受けられた。このままでは，看護師主体のケアしかできなくなり，悪循環となるとしか思えなかった。しかし，この悪循環を断ち切れるような，患者が満足でき，看護師もよい看護ができている実感が持てるような病棟にしていくには具体的にどのような方策を取ればいいのか見出せずにいた。抑制をしない，患者の訴えをよく聴くなど言葉で言うのは簡単だが，行動に移し定着できるようにすることは，たやすいことではない。

　その頃，病棟再編の予定があり，今まで病棟の「売り」としていたガンマナイフ治療が別の病棟に移行することとなった。豊田さんは，「内科的治療が主な当病棟は，売りのない地味な病棟になってしまう」という危機感を感じ，ガンマナイフ治療の看護に代わる病棟の売り，強みはなんだろうと考えていた。

　この頃のことを豊田さんは，看護管理者のジレンマとして以下の4つがあったと述べている。

- 加算の取得や転倒転落リスクのスクリーニングのための書類の作成，記録の増加のため，ベッドサイドケアの時間が短縮された。
- 徘徊・せん妄のある患者が多く，何度も同じ質問に答えることに対する疲弊感があり，認知機能低下を伴う高齢者ケアがうまくいかない。
- 疾患の特徴から患者自身が自分の状況をうまく訴えられないた

め，看護師主体のケアになりがちであり，患者は看護師に遠慮してしまう状況である。
- 病棟の再編成により，この病棟の看護の強みが見出せない。

以上のことから，何かを変えなければならないと考えていたことがわかる。

3 師長の意思決定＝目標の設定

この取り組みは2011年，豊田さんが認知症ケアワークショップに参加したことからスタートしている。このワークショップは「急性期病院における認知症ケア改善に向けたアクションリサーチ」に取り組んでいる研究者ら（研究代表者 湯浅美千代）が開催し，この研究に参加する病棟を募るという目的もあった。病棟からは師長である豊田さんも含め3名の看護師が参加した。

ワークショップのグループワークでは，患者の尊厳を大切にする，患者の思いを理解する，チーム全体で考える，よい関わりの認識，などがキーワードに挙がった。

このワークショップの受講直後，豊田さんは参加したスタッフと「今，病棟に必要なスキルは，これではないか」と意気投合し，看護局長へ研究参加の意思表明をした。

その後，研究者らとのミーティングの際，講師である研究者から次のようなアドバイスを受けた。
- 取り組みの主体は推進者たちであること
- （インタビューなどの結果から）スタッフが認知症患者に関わりたいが，関われずにいる状況であること
- 医師を含む多職種を巻き込むこと
- 推進者が教えるのではなく，スタッフの経験から学びを生み出すこと

豊田さんは，スタッフが認知症患者に関わりたいと感じていることをインタビューやアンケートの文面から目の当たりにし，一

歩踏み出すことのできない自分の消極的な思いを反省し，スタッフがやりたいことを整えられるようにしよう，と決意した。また，推進者がアドバイスをするという気負いを捨て，スタッフたちが日常場面から気づくことができるよう考え方を変化させることが必要だと気づいた。

この師長の意思決定から，「認知症ケアの向上」という目標が設定された。

4 戦略の実行（表1）

ワークショップ参加から2か月後，豊田さんたちは病棟会で取り組みを表明し，認知症ケア推進グループを結成した。この時のメンバーは豊田さんと副看護師長，主任，スタッフの4名であった。

翌年1月には認知症ケア勉強会と認知症患者ケースカンファレンスを実施。併せて認知症患者へのケア基準の作成，よいケアの承認，認知症ケアのためのケア体制の整備なども行った。

さらに，看護管理者として多職種への協力を依頼し，神経内科の医師にもアピールを開始した。週に1回あるリハビリカンファレンスや昼の看護師のカンファレンスには主治医にも声をかけ，参加を促し意見を聞く機会を設けた。

また，勤務計画表作成時に，日替わり日勤リーダーから，2日間継続しリーダーを行えるようにし，継続して患者の変化をつかめるようにした。さらに，認知症カンファレンスが実施できるよう金曜日に推進メンバーを2名日勤にするようにした。

しかしその後，病棟再編成があり，スタッフの異動や新たな診療科の患者の受け入れ準備，年度末の多忙さなどから推進グループ内の共有が図れないというもどかしさを感じた。また，このような多忙な時期に新たな取り組みを行うことへの負担と不安も感じていた。

そんな中，研究代表者による認知症ケア評価指標の講義を受講

表 1　認知症ケア向上に向けた取り組み

2011年12月	病棟会でスタッフへ取り組みの表明 ・認知症ケア推進グループを結成： 　メンバーは4名（師長，副看護師長，主任，スタッフ）
2012年 1月	取り組み案についての決定 　1. 認知症ケア勉強会の実施 　2. 認知症患者ケースカンファレンス 　3. 認知症患者へのケア基準の作成などの仕組み作り 　4. よいケアの承認 　5. 認知症ケアのためのケア体制整備
2月	3月に病棟再編成が決定 ・スタッフの異動や循環器患者受け入れ準備など年度末の多忙な時期 ・推進グループ内での共有が図れない ・こんな時期に新たな取り組みを行うことの負担と不安

することで，認知症患者に「ADLが低下せず，退院できることがよい看護が行われていることの指標である」と学び，日々行っていることが認知症患者によい看護であると気づいた。この気づきは，自分たちを承認すること，相手を承認することの基本になっていったと考えている。

5 看護師の意思決定＝合意形成

同年3月から，認知症ケア推進グループに新メンバーを加えた。新メンバーは，倫理的実践ができ他のスタッフからも一目置かれている「超ベテラン」看護師だった。元々，推進メンバーは，40代手前から半ばのスタッフであり，時には各々の主張が出すぎる雰囲気になることもあった。しかし新メンバーである看護師が皆をうまくサポートし，ギスギスした感じはなくなっていった。

また，看護助手，クラークにカンファレンスへの参加を促し，患者の見守りを行ってもらうことで，病棟全体で患者を見守る体制が作られた。看護助手は看護師に言えない患者の気持ちや言葉

をよく把握しており，クラークは患者への面会への対応をすることから，家族の情報や面会の頻度などをよく知っている。病棟の受付に常にいるので，患者が離棟しそうな時には，声をかけてくれるようになった。認知症患者，家族の思いを理解するため，職員用の洗面所に認知症の新聞記事や手記などを掲示することで，「記事読んだよ」「（感動して）涙が出た」とスタッフからの反応も多くあった。

　カンファレンスでは，患者の理解を深めるだけでなく，困った行動に対する否定的な思いを打ち明けることで，「否定的な思いを抱いているのは自分だけではない」と理解でき，「自分だけが困っている問題」ではなく「皆の問題」として，取り組む姿勢ができていった。

　この間，推進グループは取り組み方針を決定したものの，スタッフの思いに応えられないジレンマも感じており，取り組みへの不安をカンファレンスでスタッフに伝えることもあった。しかし，先述したように研究者からの「ADLが低下せず，退院できることがよい看護が行われていることの指標である」というフィードバックを受けたことで気づきを得ることもできた。

　その後も看護管理者である豊田さんは，薬剤師に勉強会の開催を依頼したり，神経内科医に看護師の取り組みをアピールするなどの他，精神科医へのコンサルテーションの実施，リハビリスタッフへの協力依頼など，メディカルスタッフとの協働を推進している。また，今回の豊田さんの取り組みの場合，4戦略の実行と5看護師の意思決定＝合意形成は混在した動的な状況として捉えることができた。このことも「やりながら変える」という師長の行うイノベーションの特徴であろう。

6 イノベーションの結果

　取り組みの結果は，病棟の変化として顕在化してくる。以下に，この取り組みの経過の中で看護師によって語られたエピソー

ドを紹介する。

①チーム全体で見守る体制ができた。
- 帰宅願望のある患者がエレベーターに乗ろうとすると，受付のクラークが「どちらに行きますか」と優しく声をかける。
- 帰宅願望の強い患者の徘徊にスタッフが1名付き添い，落ち着くのを待つ。他のスタッフは他業務のフォローを担当する。
- 看護助手からの患者の情報を共有する。

②患者の思いを推察し，ケアの工夫を検討するようになった。
- ごみ箱に排尿する患者に対し「困ったものだ」という発言があったが，他の看護師から「尿意があるんだね」「ごみ箱を排尿する場所だと思っているんだね」という患者の思いを推察する意見が聞かれ，次に「ごみ箱はどこに置いてある？」という問いへと変化した。尿器を患者の手に届く場所に設置したところ，尿器に排泄することができた。

　この豊田さんの取り組みは，まさに師長の行うイノベーションであり，師長の意思決定が看護師たちの合意を形成しつつ進められ，看護師の満足感にもつながっていることがわかるダイナミックなものであった。看護管理者が行うマネジメントのプロセスとしてまとめてしまうこともできるが，交代制で勤務する病棟看護師が，多忙な勤務をしながら工夫し，努力し，承認し合うことがなければ成し遂げられなかったイノベーションである。

3. イノベーションの機会

改めて,イノベーションとは

 看護管理者の在り方が問い直されている今,師長に求められていることは「リーダーとしての看護実践の変革への取り組み」であろう。

 私は看護師が看護の責務を果たせるように変革を起こすことは,師長の責務であると考えている。「変革」を組織の達成目標として考える時,「イノベーション」という概念が立ちあらわれてくる。「イノベーション innovation」をあえて日本語に翻訳するのであれば「革新」という言葉になる。前述(→p.68)したように,原岡によれば,イノベーションとは「新規の実用的なアイディアを実践に移していく過程。再構造化のためのアイディア,コスト削減,新方式の予算制度の実施,チーム内のコミュニケーションの改善や生産方式の再編成などもまたイノベーションである。イノベーションとは,新しいアイディア,新しい処理方式,および新製品やサービスの創出,受容,そして実行である」[6]。また古川は,「個人,職場集団,あるいは組織がそれの持つ目標の達成を意図して,既有の価値観,アイディア,規範,手段あるいは行動の変化を加えたり,新しいそれらを作り出すこと」と述べている[11]。イノベーションは,日本語では「革新」と訳されているが,変えるという言葉には「チェンジ」という表現もある。私の感覚では,「チェンジ」は政策の変換などで法制度が変わり,今までのやり方を強制的に変えることであると思うが,「イノベーション」は日本語の「改善 kaizen」も含意し,何かを

やりながら変えていくという，師長ならではの変革の方法であると考えている。

　先述した原岡は，「組織は外的環境が急速に変化する今日では（中略）これまで『これでよい』と信じてきた（というよりも，多くの場合，何の評価も見直しもしてこなかった，というほうが当たっているかもしれない）価値規範そのものに光を当て，その妥当さ，適切さを見きわめ，そして必要ならば修正を施し，現下のそして今後に予想される環境にふさわしい価値規範を作り出すことをしなくてはならない」状況にあると述べている[12]。20世紀の終わりから21世紀の初めの20年間に，世界は大きく変動してきた。価値規範の変化の波はすでに起きている。私たちは原点に立ち戻って，看護の価値を考えなければならないだろう。

　看護学の独自性については多くの先人が述べているが，私は「相手の立場から考え行動する」という道徳的・倫理的規範を持つことこそが，看護学の特徴であろうと考えている。これは，ここ数年にわたり他の大学で「看護学」の講義を引き受け，看護学部ではない学部の学生に「看護学」を講義する中で，学生や教員の反応から辿りついた結論である。私たちには，変化する社会の中で，看護の本質を見失うことなく新しい価値規範を醸成することが求められている。

　そしてこの道徳的・倫理的規範に基づいた看護実践を推進する核になるのは，やはり師長なのだと確信している。私は研究者として師長たちの道徳的・倫理的実践を言語化してきた。そのリーダーシップの成果として，1人ひとりの看護職の道徳的・倫理的実践がさらに可能になることを期待している。

師長と共に考えるイノベーションの機会

　『変革期の婦長学』では，6人の病棟を変えた師長たちの日常

の実践について言及し，師長の行うイノベーションには，「看護提供システムの変革」「看護業務の改善」「看護業務の拡大」「勤務体制の革新」の4つの側面があることを紹介した[13]。そして，臨床の「知」を研究していた私は，「我と汝」メモ2の関係性の中に患者や家族の状況を変化させる道徳的・倫理的実践があることを発見した。この実践が患者や家族との出会いの場である臨床でのイノベーションとなっていることも，これまでの章で述べてきた。それではイノベーションの機会は，どのように私たちの前に立ちあらわれるのであろうか。

　これまでの研究成果では，看護師の行うイノベーションには，上述した「イノベーションモデルに示されたイノベーション」と，p.62で紹介した「実践に潜むイノベーション」との2つがあることが示唆されている（後者の「実践に潜むイノベーション」のモデル化については，『看護師の臨床の「知」―看護職生涯発達学の視点から』[2]の「関わりの知」を参照していただければ幸いである）。

　さて，経済学者であり自らを「社会生態学者」と名乗っていたドラッカーは，大学や病院やガールスカウトなどの営利を目的としない非営利組織のマネジメントについて述べている[14,15]。今日の日本では病院も診療報酬の改定に揺さぶられ，収益を上げることが目的化しているが，それでもこの非営利組織のマネジメントから学ぶことは多い。非営利組織である病院は，いかにして効率よく利潤を上げるかという側面だけで評価できず，大切な使命をどう果たすのかが問われている。むしろ米国におけるマグネット・ホスピタル[16]に象徴されるように，使命を果たすことによっ

| メモ2　我と汝

　ユダヤ系の宗教哲学者，マルティン・ブーバーの書いた有名な言葉である。人間は2つの関係世界を生きている。1つは「我と汝」，もう1つが「我とそれ」であるという。私たちは「我」という独立した単語の世界を生きているのではなく，私たちが生きているのは徹頭徹尾他者との関係性の世界であるという内容が書かれている。

表2 イノベーションの機会

1. 予期せざるものの存在
2. 調和せざるものの存在
3. 必然的に必要なもの
4. 地殻の変動，つまり産業や市場の構造変化
5. 人口構成の変化
6. 認識の変化，つまりものの見方，感じ方，考え方の変化
7. 新しい知識の獲得

て看護師を磁石のように引き付けることが可能になるのであろう。

　ドラッカーは，非営利組織を非営利企業と称し，この場合の企業家は変化を脅威としてではなく健全なものと考え，変化を探し，変化に対応し，変化を機会として利用するという。企業家は変化を通してイノベーションを成し遂げる。

　ドラッカーはイノベーションの機会として，**表2**に示す7つを挙げている[14,15]。この7つの機会について，『変革期の婦長学』以降の20年の変化とともに，看護を取り巻く社会の状況と看護への影響を，看護職である私の視座から概観してみよう。そしてこれらのイノベーションの機会を看護管理者である師長と共に考え，実践を変化させる契機としていただけることを願っている。

1 予期せざるものの存在

- 20年にも及ぶ経済状況の悪化，格差社会
- 災害の多発（自然災害，人的災害）
  東日本大震災，原発事故，広島土砂災害，熊本地震，御嶽山や箱根山，口永良部島の火山の噴火，世界各国で起きているテロ
- 入院期間短縮化の急速な動き
- 看護師数の不足
- 在宅看護への急速な移行
- 先端生命医療の発展と倫理的課題
- 看護系大学の急増と教育者の不足

私たちが予期しえなかったが，現実となったことにはどのようなことがあるだろうか。予期せざるものの存在は，私たちの生活そしてケアの受け手の人びととの生活に直結しており，災害看護の重要性や，看護師の人材確保の問題にも大きく影響している。いつの時代も社会の変化は，看護の現場に刻々と影響を与え，看護師の業務を変化させてきた。予期せざるものの存在をどのようにつかみ取り，日々の看護実践の中で対応していくのか，看護職から発信していくことの必要性は大きい。

- 日本は戦後右肩上がりの経済成長が続いていたが，1991年から1993年頃にいわゆる「バブル崩壊」と呼ばれる時代を迎え，以降は恒常的な不況が続いている。この経済状況が好転することへの期待は薄く，経済格差により加速化したともいわれる子どもの貧困とそれに連鎖する虐待の問題などが指摘されている。
- 1995年には阪神淡路大震災，地下鉄サリン事件が起き，避けることのできない自然災害や人為的な破壊が続けざまに起き，突然多くの人の命が奪われるという理不尽な出来事があった。その後も被災された人びとは長期にわたって不自由な生活を送ることとなり，以前の生活の原状回復には至らない。この頃から地球環境の変化とともに地球規模での自然災害が多発し，民族や宗教，思想，経済の対立としての世界各地での紛争が顕在化してきた。
- 国内では東日本大震災と福島第一原子力発電所の事故（2011年）という未曽有の出来事，御嶽山や箱根山の噴火，広島市の土砂災害（2014年），北関東・東北の洪水被害（2015年），そして2016年4月に発生した熊本地方を襲った最大震度7の地震。国外ではパリやロンドンにおけるテロ事件，イランやシリアの内紛やIS（イスラミックステート）の破壊活動，難民の受け入れの課題等々，地球規模の災害も枚挙にいとまがない。これらに加え，今後も多くの予期せぬ出来事が私たちの生活に影

響を与え，国境を越えた医療を含む生活全体への支援の必要性や，憎しみの連鎖を生み出さないための知恵が求められることになるだろう。
- 看護を取り巻く状況では，2025年問題への備えとして地域包括ケア（→p.61）の時代が始まり，高齢者の尊厳の維持と自立生活の支援をめざす取り組みが行われている。この取り組みは，ケアの担い手である看護職にとっても未経験の挑戦であり，日々の実践の中で新たな学びを継続していくことになるであろう。そしてこのことを受けて急性期病院の病床数の減少，地域包括ケア病棟の設置，在宅看護への需要が加速化している。長年続く看護師数の不足に対する課題も顕在化し，250校を超えた看護系大学の実習施設や教員の不足も大きな問題となっている。そして最先端医療としての遺伝子治療や出生前診断などに象徴されるような倫理的課題も，予期せざる勢いで目の前に存在している。

2 調和せざるものの存在

- 高齢化に伴うケア量の増加と看護師数
- 入院期間の短縮化とプライマリーナーシングの理念
- 患者のニード・要求の高さと看護師の短い経験年数
- 地域との連携の必要性とシステムの実態
- 医療者の意識と社会の変化（少子高齢化）
- 医療技術の進化と経済格差によるひずみ

調和しないものとはどのようなものだろうか。上記に列挙したように日本は少子高齢社会となり，多くの高齢者は多様で個別的な心身の状態を抱えていることから，疾患の治療のために医療を求める人たちのケアのニーズがこれまでとは変化している。クリニカルパスが導入されて久しいが，マニュアル化されたケアでは追いつかない状況が加速している。
- NICUでは500gに満たない小さな赤ちゃんの命を守るため

に，多くの医療職が24時間継続した緻密な医療やケアを提供している。そしてNICUで育った子どもたちの退院後の生活にも多くの支援が必要であることが示唆されている。急性期病院で集中的な治療を行い，リハビリテーション施設でADLを回復し，地域では普通の生活ができることをめざすというこれまでの状況は，すでに大きく変化している。急性期の現場も在宅を支える現場もケア量が増加しているが，訪問看護を担える看護師の育成はこれからスタートするといっても過言ではなく，熟達した実践のできる看護師の数は不足している。

- 看護基礎教育では，1人の患者やその家族を対象に，受け持ち患者を決め看護過程を展開する形の実習を続けているが，入院期間の短縮化の波は，学生が生活者としての患者や家族を理解することを困難にさせている。そのため，2000年頃から導入されてきたプライマリーナーシングの理念を貫くことは困難になっており，チームナーシングへとケア提供システムを変化させている現状もある。そしてここでのチームナーシングは，1980年代に導入された病棟内の看護師同士でケアを分担するチームナーシングとは異なり，退院調整看護師，外来看護師，訪問看護師などとの看護師同士の時間と空間を超えた連携や協働が必要とされるチームナーシングであろう。そして看護過程とともに重要と考えられている臨床推論や臨床判断の要素をどのように臨床において適用していくのかも，調和せざるものの存在から私たちへの問いかけになっている。

- 前述した連携や協働の一端を担う看護職には経験が必要であり，個々の患者への質の高いケアの提供にとどまらず，職種を超えた多様なケア提供者や行政システムとのコミュニケーションを図る能力や，それを支える豊かな人格が期待されるだろう。熟練した看護師の存在が求められている。

- 現実的な問題として医療費の高騰が指摘されており，医療を受けることが困難な人びとが多く存在している。健康な生活を作

り出すヘルスプロモーションの必要性や仕組み作り，地域全体のセルフケアの力を引き出す公衆衛生看護を担う看護師の新たな役割の創造も期待されている。

③ 必然的に必要なもの

- 患者と家族・医師・看護師・ヘルパー・薬剤師・栄養士・事務職・PT・OT・MSW，その他との連携と協働
- 地域との連携と協働：地域包括ケア
- 護師の確保・離職予防
- 看護教育への社会人の参画
- ケア提供システムの見直し
- 看護基礎教育，継続教育の連携と協働
- 看護師による医行為
- キャリア中期・後期看護師への支援
- 准看護師教育制度再考

　必然的に必要なものは，前述の「予期せざるものの存在」「調和せざるものの存在」からの必然として捉えることができる。これから私たちが暮らす時代は，人類が初めて経験するといわれるほどの超高齢，少子，多死社会である。私たちは老いることを経験していないし，少子時代を生きることを当の子どもとして経験することは不可能である。まして多死といわれてもその現実はわからない。であれば，連携と協働の仲間として，ぜひとも当事者である患者と家族を加えなければならない。「看護職だからわかっていること」は，たくさんあるようで実は少ないかもしれない。老いた人，少子社会を生きる子どもたちと共に考え，歩むことが必然であろう。

- 看護師の確保は離職しないことからスタートすることも必然である。現在でも正規雇用のままでの短時間勤務，一時的なパートタイマーとしての仕事などが工夫され，組織レベルで制度化されてきているが，今後も辞めずに継続することへの努力が組

織にも個人にも必要とされるであろう。そして第二の職業として看護職になる人，これからの人生を考えて看護職になる人，他業種からキャリアチェンジして看護職になる人が現れることに期待している。

- これまでの看護基礎教育と継続教育の論争は，新人看護師がどのように職場になじんでいくのかに偏っていたのではないだろうか。新人看護師が看護基礎教育で何を学び，看護学の本質をどのようにつかみ取ってきたのか，新人看護師に対する理解に努めることも必然のことのように思える。特に2008（平成20）年度に改定された指定規則では，在宅看護論が統合科目に位置付けられていることに象徴されるように，看護学の体系がすべての発達段階にある多様な健康問題を持つ個人とその家族に焦点が当たっていることは注目すべきであろう。何もできないと考えられている新人看護師は，新しい知識を持ち普及する役割を持つ人と考える時期なのではないだろうか。

- 看護師の新たな資格としての特定能力の認定は必然とは考えていない。私としては大学院での上級実践看護師の育成をめざす教育こそが必然と考える。すなわち「看護学」に裏付けられた診療行為の実践者に期待している。これは短期間に10万人規模の育成を謳う厚生労働省の方針とは一致しないが，今後も議論を継続することが必然であろう。

- エビデンスに基づく知識と熟練した技術を持つ看護師の存在は大きく，中高年といわれる看護職にも大きな期待がかかる。その際に重要なのは，管理者の視点で「中高年の看護職をどう活用するか」ではなく，「当の中高年看護師が何をしたいか，何をできると考えているか」を知り，その意思を尊重することであろう。

- 看護師の数の確保という点からも，現実として看護職のうちの30％程度を占める准看護師の問題を検討することは避けられない。医師会の意見，看護協会の意見，厚生労働省の意見，そ

してケアの受け手の人びとの意見を含め，活発な意見交換が行われ，進学の支援を行うことも含めて1人ひとりがいきいきと働けるようにすることも必然であると考える。

4 地殻の変動，つまり産業や市場の構造変化

- 保険料・介護保険料負担の増加と診療報酬の変化
- 専門性の評価（認定・専門看護師，認定看護管理者）
- 高度先端医療への期待と看護師の新たな役割
- 病院間の競争と生き残り
- 病院格差，地域格差
- 介護市場の拡大：介護離職をゼロにという政策

産業や市場の構造変化という点ではどうだろうか。医療産業という言葉で多くの研究会や学会が存在している。産業というのは「人間生活に必要な商品・サービスの清算・提供を行うためのさまざまな経済活動」[17]と定義されている。医療も市場経済の中に組み入れられていることを考えれば経済活動なのだろうが，看護職にとってはなかなかなじみにくい定義でもある。

- 日本の経済事情はグローバル経済の影響を受けつつ，かつてのように右肩上がりの成長はもはや望めない。そのために健康保険料や介護保険料負担の増加や，急性期病院における診療報酬の引き下げが起きているものと理解している。2016（平成28）年度の診療報酬の見直しの結果に看護管理者は翻弄されているように思われるが，毎年行われる診療報酬改定もまた，イノベーションの機会になりうる。看護部長の中には診療報酬改定を見越して変革の必要性を認識し，看護部組織にとどまらず施設全体で取り組むための戦略を立て，取り組みを始める者も多い。そのことを受けて師長たちにも，自部署の運営をどのように変えていくのかが問われている。
- 資格認定制度が制定され，およそ20年の歳月が流れている。認定看護師は1万5,000人，専門看護師は3,000人，認定看護

管理者も 2,500 人を超えた[18]。制度開始の頃から今日までの変化，これからは認定された看護師たちの評価も進み，さらなる競争の時代になっていくのであろう。
- 医療の高度化・専門化は進むが，その分人びとはあふれる情報の中で選択に迷いつつ暮らすことになる。また，高齢化に伴いこれまで医療や介護に無縁だった人たちの多くが自分のこととして医療や介護を考える時代になっている。どのような社会を作っていくのか，医療職や介護職のみならず 1 人ひとりが考える時代になったのだと思う。

5 人口構成の変化

- 高齢者の増加：エンドオブライフケアの考え方の拡がり
- 看護・介護の担い手：多様な年代で
- NICU 小児のケア：在宅看護へのニードの高まり

人口構成の変化，つまり高齢者の割合の増加は，社会全体に大きな影響を及ぼしている。
- エンドオブライフケアの考え方の拡がりは，かつては多くの高齢者とその家族が選択を余儀なくされた胃ろうの造設などについての意思決定にも影響を与えている。エンディングノートを書こうとする高齢者も増え，尊厳ある生を全(まっと)うしたいというニードが高まっている。そしてここでもまた，生命をどう考えるのかという問いが医療者のみならず，1 人ひとりの市民に投げかけられている。
- 15 歳から 64 歳の年齢層が減少する中で，これまでは若者に期待されていた看護や介護を多様な年代で担うことになっていくだろうことが推測される。60 歳定年説は年金の受給年齢の引き上げの議論もあって，見直されつつある。現に，「傾聴看護師」という役割を担うセカンドキャリアの看護師たちも現れている。これからはキャリア後期の看護師への期待もさらに高まるであろう。ケアの受け手にとってみると，同世代を生きたケ

ア提供者とは，年代を同じくする者同士の共通の話題も多く，強みとして考えられることも期待できるだろう。
- 小児のケアについても見直されるべき時が来ている。特に，難病やNICUの退院後の子どもたちを在宅でケアする家族を支えることについて，在宅看護の担い手と共に学ぶ必要があるだろう。

6 認識の変化，つまりものの見方，感じ方，考え方の変化
- QOL
- インフォームドコンセント
- リビングウィル
- 脳死や臓器移植，生殖医療
- 価値観の多様化
- 個人情報保護
- 守秘義務
- 倫理的課題
- エンドオブライフケア

　認識の変化や新しい知識の獲得については，これまで述べた中に包含されている。認識の変化ということで改めて考えると，がんだと知らせずに看護を行っていた時代と，患者の知る権利が尊重されるようになり，インフォームドコンセントに基づいた医療が行われるようになってきた今とでは，人びとの認識も医療者の認識も大きく変化している。個人情報保護についての考え方も同様である。

7 新しい知識の獲得
- ハイテク機器の導入
- 看護学の構築／発展
- 在宅看護の知識
- 科学の知と臨床の知
- 卓越した看護実践／ナラティブ

最後に，新しい知識を獲得することもイノベーションの機会になることは前述した通りである。

　以上述べたイノベーションの7つの機会は，相互に影響し合い，私たちに変化を求めている。
　絶えず変化する時代背景の中で，多様な背景を持つ人びとと共にケアし，ケアされる関係を構築していく時には，多くのアイディアの創出，イノベーションが必要であろう。そして，師長は外来で，病棟で，訪問看護の場で，手術室で，患者や家族との出会いの中から，イノベーションの機会に直接的に出会い，社会の変化の中で看護実践を変えるイノベーションにもうすでに取り組んでいるのではないだろうか。いつもの景色の中に在るように見えるこれらの変化に敏感になり，看護師と共に意図的なイノベーションに取り組んでいく機会にしていただければと考えている。

4. 看護管理学と看護職生涯発達学の融合

2つの学問の融合，そこに至るまでの過程

　ここまで論を進めてきたが，看護管理学において，イノベーションの担い手としての師長の役割について考える際には，マネージャーとしての師長の役割について考えていると理解してもよいだろう。そして私が考えてきた看護職生涯発達学において，

イノベーションの担い手としての師長の役割を考える際には，前述したマネージャーとしての役割に加えて患者を変える，患者の置かれている状況を変えるという実践を通して他の看護師たちに働きかけることもその役割と考えている。つまり，看護実践の場を変化させ質の高い看護実践を行うためには，<u>看護管理学と看護職生涯発達学の融合</u>も必要であろう。このように考えるに至った経緯には，下記のような過程があり，多くの検討と吟味が必要であった。

1 発達段階を超えて「がんに病む人」をみる

30代を臨床で主任や師長として仕事をしていた私は，30代後半に大学院進学を決めた際，看護管理学を専攻するか，がん看護学を専攻するのかを迷った記憶がある。なぜなら当時の私はある自治体病院で循環器・消化器を中心とする内科病棟で師長として働いていたため，がん看護への関心も強く持っていたからだ。消化器がんや呼吸器がんの多くの患者との出会いも経験した。それに先立つがん看護への関心は，看護学校の専任教員として小児看護に携わっていた時，多くの白血病の子どもたちとその家族との出会いの中で芽生えたものでもあった。そしてその後の臨床で成人のがん患者に出会ったという経験があったため，ごく自然なこととして<u>発達段階を超えた「がんに病む人」の看護について考えていた</u>のだと思う。

この経験は，後にがん看護専門看護師が登場した際の違和感にもつながっていた。私にとっての「がんに病む人」は当然のこととして子どもとその家族を含むものであったが，がん看護専門看護師は成人を対象としていたことで，がん看護の専門性が狭められ切り分けられてしまうような状態に思えたのであった。子どもであっても成人であっても高齢者であっても「がんに病むこと」での共通性は多く存在し，私が考えるがん看護は，発達課題を絶対的な区分として用いるのではなく，「がんに病む人」の特殊性

として捉えていたからであろう。専門性の発達や分化は，幅広い患者理解を狭めていくという危うさをも内在していると危惧する。

2 師長としての自分の仕事：がん患者の看護を推進すること，現任教育の担い手であること

　私が臨床で仕事をしていたのは，今から30年近く前のことであった。今から考えると，「知る権利」やその根本にある「基本的人権」に関する理解や解釈が異なっていたのであるが，当時はがんの患者にがんと告げないことが普通であった。告げられない状況の中で真実を知りたいと望む方たちへの関わりを医療チームで考え実践したことが，今でも私の記憶に刻印されている。医療チームといっても当時は看護師と医師だけで行っている感覚ではあったが，真実を知りたいと望む患者について，文字通りチームで真摯に話し合いを持った。

　印象深い事例がある。ある肺がんの患者に，主治医がその病棟で初めて病名や予測される治療の成果や予後を伝えた時，師長であった私も説明の場に同席した。その患者は落ち着いて話を聞き，最後に「明日，外泊してもいいですか」と静かに尋ねた。私はその夜，当直勤務ではなかったが，何か不測の出来事が起きるのではないかと心配する看護師のことも気になり，病院で待機していた。当時は，真実を告げることで患者は絶望し，最悪の場合は離院や自殺をするのではないかと危惧したからである。しかし，何事もなく時間は過ぎ，翌朝私が訪室すると患者は笑顔で私を迎え入れてくれて，外出して家族とこれからのことを相談したいと穏やかに話してくれた。

　当時は，専門看護師も認定看護師もいない時代であり，師長としてがん患者の看護を実践したいという思いに矛盾を感じることはなかった。この時の経験は「癌患者の看護に対する看護婦の認知の特徴と現任教育者としての関わり方の考察」というテーマで研究にまとめ，日本看護協会の学会で発表している。がん患者に

病名や今後の経過について伝えることに関する看護師の意識調査で，当時は師長であった私と主任看護師との共同研究であった。今から考えると私たち2人は，自身を「現任教育者」として認識していたことがわかる。師長であった私は，がん患者の看護を推進することと現任教育の担い手であることを自分の仕事であると考えていた。

　臨床での仕事に一区切りをつけ大学院で研究に取り組んだ際の私のテーマは，前述したように病棟を変える師長の取り組みを明らかにするものであった。これは，まだ「看護管理学」が確立していない混沌とした時代の中で，病棟の要であるといわれていた師長たちが実際にはどのような取り組みをしているのかを言語化したかったということに尽きる。しかし，この時見出された病棟を変える師長（婦長）のイノベーションモデル（→p.22）は，個々の患者や家族への関わりの実践というよりは，病棟内の人間関係を調整しつつ病棟全体で実践する看護を推進していくためのモデルであったと考えている。病棟を変えた師長たちのテーマは，「チームナーシングからプライマリーナーシングへの変更」「リウマチ患者にルーチンで行っていた朝の検温を廃止し，代わりに手浴やリウマチ体操を取り入れる」など，看護提供システムの変革や看護業務の改善に関わるものであった。

③「臨床の知」の探究：看護師の「臨床の知」，そして師長の「臨床の知」

　一方，実践の中から湧き出た疑問に導かれてここまで仕事をしてきた研究者という立場の私は，20数年にわたり看護師の「臨床の知」を探究してきた。看護師が患者と関わる場面は，基本的に第三者が存在しない，患者と看護者だけが存在する空間である。その見知らぬ者同士として出会う空間を私は「看護師の臨床」と定義している。「看護師の臨床」は，その場にいる看護師と患者双方の関わりの場であることから，そこで起きていること

は他者には見えにくい。他者には見えない「臨床」を知る方法として，私は多くの看護師がナラティブに書いた事例（時間の経過とともに描き出される患者と看護師の間で起きた出来事を，当の看護師を主人公として記述したもの）を看護学の視点から分析的かつ多義的かつ統合的に読み，その中に潜む看護師の「臨床の知」を発見してきた。看護師にとって当たり前のことであり，日常的なことである「臨床の知」は，当たり前で日常的な出来事を言葉を用いて浮き上がらせることで，新たな意味合いをもって看護師たちに還元できると考えている。

　ナラティブとはものがたりのことでもある。看護師と患者の間での出来事（ものがたり）を，当事者である看護師が想起し，時間の経過とともに記述することを，多くの研修会などで出会った看護師たちに依頼してきた。ナラティブに書かれた記述は，書き手の記憶に残る風景を背景としたその人の紡ぎだす言葉によるもので，ものがたりはそこに登場する患者や家族ばかりではなく，書き手の人生のひとこまをも映し出し，そこで用いられている看護師の「臨床の知」を発見する方法として大きな意義があると確信している。

　協力してくれた看護師の中には，師長や主任看護師も多く存在していた。この活動を通して，看護師の中に在る師長たちの実践を見つめてきた私は，前述したように「師長の実践は，20年程度の経験を持ち，臨床で卓越した実践を行う，師長ではないベテランの看護師とは異なるスケールの実践」として読み取ることができたのだと思う。私には「師長の臨床」は当然のこととして存在し，それは看護師が行う実践と相補的に絡み合い，看護の質を保証するものであると考えている。この，師長にとって当たり前で日常的である実践もまた，語りや記述されない場合には意識化し意味を付与することが困難であるという特性を持っている。

4 師長の実践と看護管理がめざすもの：「現場を変えていく」というイノベーション

病棟を変える師長の実践や、師長たちが実践している患者や家族への卓越した関わりについて考えてみると、私が関心を持ち、その力を確信してきた師長たちの患者や家族に対する実践は、組織変革の力をも内在していること、すなわちイノベーションであったことに気づかされる。

看護管理ということを改めて考えてみると、この組織変革という側面は確かに存在している。また、組織を変革する力を持つ看護管理者は、同時に患者や家族への関わりについても卓越した力を発揮し、その状況を変化させることができる。私は1人ひとりの看護師のキャリア発達を支援することをめざしてきたが、看護管理であろうと卓越した実践であろうと、この2つのめざすこと、すなわち現場を変えていくという目的は共通しているのだと思う。

私はこれまでの自分のライフワークを見つめ直し、組織を変革するリーダーの育成をも射程に入れ、看護師1人ひとりが自らの責務を果たし、「臨床」を変革する看護師として仕事をすることを支援するための教育・研究を続けたいと考えている。

看護管理学と看護職生涯発達学の根源にあるもの

ここで、私の友人であり同志であり、2011年に乳がんの再発、転移のため、この世を去った平井さよ子さんとの出会いを紹介したい。

私はここで、看護管理学の研究者・教育者として仕事をしてきた平井さんのめざしたものと、看護職生涯発達学の教育・研修の担い手と自負している私自身のめざすものの根源となる、現場を

変革することへの挑戦について考えてみたい。私は平井さんとの出会いの中で、看護管理学と看護職生涯発達学に内包されている「知」を共鳴させ、互いに影響を与え合いながら仕事をしていた。平井さんとの日々を振り返ると、改めてそのことに気づかされる。

1 平井さよ子さんのキャリア

　愛知県立看護大学(現在の愛知県立大学)看護学部看護教育・管理学教授であった平井さよ子さんは、2011年3月30日に現職のまま永眠された。享年62歳であった。平井さんは、横浜市立大学医学部附属病院に20数年勤務し、その間神奈川県看護教育大学校で看護教育を学び、横浜市立大学医学部附属高等看護学校の専任教員としても経験を積んでいる。その後、附属病院に戻り師長として勤務していた。働きながら、日本大学文理学部通信教育課程国文科を卒業。卒業論文のテーマは「高瀬舟(森鷗外)から考える安楽死の問題」であった。1994年には休職して聖路加看護大学大学院看護管理学専攻の学生として学んだ。この時から、平井さんの関心は「看護職のキャリア開発」であったが、大学院修了後は横浜市立看護短期大学の成人看護学の講師となった。

　当時は、看護管理学を専攻し修士課程を修了しても、看護管理学の教員を必要とする大学は数少なく、専攻分野の教職に就くことは難しかった。平井さんもその葛藤を持ちながら、しかし「ターミナルケア分野」の教員として、当時は数少なかったホスピスへ研修に行き、フィールドワークに基づいた教育内容を考えるなど、果敢にチャレンジしていた。

　その後、1996年に愛知県立看護大学の教育・管理分野での助教授の職を得て、単身で名古屋に向かった。それからの平井さんは、愛知県内の看護管理者のネットワークに積極的に参入し、多くの大学院生を修士課程に迎え、県内外を飛び回り教育・研究活動を続けた。学士課程においても早くから看護管理実習を取り入

れた教育に挑戦し続けていた。

　2003年10月，乳がんと診断され治療を開始する。手術を受けた3か月後には骨転移が見つかり，放射線療法と化学療法を受けながらも，「日本・中国の医療機関における看護業務実施状況と業務意識の国際比較調査」というテーマで厚生労働省の研究費を獲得するなど，多くの研究にも取り組んだ。その後も2010年までは治療を続けながら研究・教育活動を継続し，各地の看護協会での看護管理者教育にも情熱を持って関わり続けた。またこの年，「パート看護職から正規職員への転換モデルの構築」に関する研究で文部科学研究費を獲得している。

　しかしがんの進行を食い止めることには限界があった。2010年末より下肢に力が入らなくなり入院するが，翌年2月から在宅で夫の秀明さんの支援を受けて生活を始める。3月22日脱水により病状悪化，再び入院する。3月30日未明，ご主人と子どもたちに囲まれて旅立つ。

2 私と平井さんのものがたり

　平井さんとの出会いは，1990年頃だった。平井さんが日本大学文理学部の学生として，夜間に水道橋の校舎に通っていた頃のことであった。私は当時，千葉県内にある自治体病院で師長職をしており，研究ができる看護師をめざしてまずは学士を取得しようとしていた。ある英語の授業の時，いつも遅刻をして駆け込んでくる女性が隣に座った。机に置いた英語の辞書に「横浜市立大学医学部附属病院」という文字が見え，同業者であることを知った。そんな出会いだった。休み時間に私が声をかけたのが始まりだと思う。お互いを知るようになり，その後は本当に気が合って，授業が終わると一緒に食事をしながらお酒を酌み交わした。それまでは見知らぬ者同士であったが，不思議なほど急速に親しくなり，たくさんの将来の夢を語り合った。2人とも30代であった。

　当時，看護系大学の大学院で学んだ修士号を持つ看護師たちが

登場し，私も研究を通して自分の将来を開拓したいと考えていた。そのことも平井さんとはよく話していた。

一足早く私が看護管理学を専攻し修士課程に行き，私の修了と同時に平井さんが同じ大学院の修士課程に入学し，同じ看護管理学を専攻した。平井さんはいつも前向きで，彼女の著書にも書かれているが「普通のおばさんにはなりたくない」と力説していたものだった。行動派で涙もろく，仕事上の悩みがあると夜中によく電話がかかってきた。愛知県立看護大学に転職する時も，教授職に挑戦する時も，電話でたくさんの話をした。私もさまざまな困難に出会うと，最終的には平井さんに電話をすることが多かった。

▶ 3人称では向き合えなかった，「がん」の知らせ

平井さんが「のんちゃん（私はのんちゃん，平井さんはさよちゃんと呼び合っていた），私，乳がんだって。腫瘍が3cmを超えていて，かなり悪いみたい」と電話してくれたのは，2003年10月，少し肌寒くなった頃の夕方だった。私の職場近くの公園でその電話を受けた私は，平井さんの多忙な日常を知っていたので，「もう仕事はやめたほうがいいよ」と即座に答えたことを記憶している。

私はその時，大学院で「がん看護学」を担当し，がん専門看護師の育成の役割を担っていたが，平井さんのがんはあまりにもショックであり，動揺を超えてパニックになっていた。私の反応に平井さんが驚き，「のんちゃん，私は手術受けるし，大丈夫だよ」と慰めてくれた。この出来事は，「がんに病む」人を3人称で看護する看護師としての私の立場と，「がんに病む」友人である平井さんへの2人称，あるいは1.5人称に近い立場での違いを私に再認識させ，深く考えさせられる記憶として私の中に刻印された。平井さんはその後も仕事を継続することを選択し，手術後も仕事にのめり込んでいった。再発の知らせを聞いたのも電話で

だったが，私は再び動揺し，自分の足元が崩れる感覚を味わった。

▶ 平井さんが伝えたかったこと

それからは化学療法を受けながら，何が自分にとっての最良の治療なのか，平井さんはいつも真剣に考えていた。平井さんの最後の仕事となった『平井さよ子&秀明：ある看護大教授の乳がんとの闘い―がん患者の交渉術―』[19]は，化学療法の選択に戸惑い，主治医と交渉し，他院の専門医にセカンドオピニオンを求め，その結果を主治医に話し交渉し…という平井さんが果敢に挑んだがんとの日々を本音で綴った著作である。この本は平井さんが生前から出版をめざして書いていたものであったが，死後，ご主人の秀明さんが遺された原稿を集め出版に至った。「がん難民」という言葉に象徴されるように，多すぎる情報の中で平井さんが苦しみもがいている様子が赤裸々に書かれている。そして闘病記であることを超えて，看護教育・管理学の教授として平井さんが伝えたかったメッセージにあふれている。「私が職業上，何を一番重要にしてきたかっていうと，まあ，ものの考え方を遺伝子じゃなくて『学問のDNA』として伝えていくっていう…。『伝達者としての誇り』は，すごくあるかな。その役割を与えてもらったということ，それが誇りだな」という言葉[20]は，同世代を生きてきた平井さんの職業にかける確信と信念を表わしている。

2010年の年末，私は「年が明けたら会いに行くね」と何度も約束していたのに，いつも何か用事ができてしまった。さらに年が明け3.11の大震災で日本中が混乱している中で，約束を守れないでいた。3月20日，私の携帯電話に「3.11も大変だけど，私も大変だから来て」と平井さんから電話があった。ようやく3月29日，病院に行くことができた。部屋に入るとすぐに私だとわかり，「来てくれてありがとね」と言い，そして「…もう駄目だね」と言った。私はアイスクリームを平井さんと食べ，娘さんとも話をしながらいつもと同じようにゆったりした時間を過ごし

た。

　夕方,「また来るね」と挨拶をすると手を握り,「必ず来てね」と言って別れたが,それがこの世で交わした最後の言葉になった。その翌日未明,平井さんはご主人の秀明さんと子どもたちに囲まれて旅立っていった。

　平井さんの死後,遺言であった「平井コペンさよ子の墓」という墓標の刻まれたお墓に手を合わせた。「コペン」は平井さんの愛車で,ダイハツ製の小型スポーツカーである。平井さんの「コペン」は黄色。名古屋の街を一緒に走り回った記憶が残っている。楽しかった。そして今,私は平井さんからの宿題と向かい合っている。

3 平井さんからの宿題

　『看護管理』(医学書院)という雑誌は,1991年に創刊されている。おそらくその頃から「看護管理学」という領域が,看護師たちに注目され始めたのだろう。90年代初めは,ちょうど私が大学院で看護管理を専攻して学んでいた頃である。

　この頃は「看護の専門性」が問われる時代ではあったが,看護学の専門性は未分化であり,今ほど「何を専門にするのか」は問われない時代でもあった。修士課程で学修したいと考えていた私は,ある大学院の看護管理学,他の大学院ではがん看護学の領域で受験をした。どちらを選択すべきか判断がつかないまま受験したところ,両方の大学院に合格でき,家から通いやすいということで,看護管理学を専攻した経緯がある。そしてこれも,その後の私の進路を決定付ける選択であったと感じている。

▶「看護管理学」を巡る葛藤

　大学院修士課程において「看護管理学」を専攻した平井さんと私は,互いに互いのアイデンティティを刺激し合っていた。

　2人ともいつも葛藤があるのだが,第一の葛藤は,2人とも専

攻していた「看護管理学」で教職のポストを得ることができずに，短大で成人看護学の教員となったことである。私は就職後2年目には短大の「看護管理」の講義を担当し，さらには科目等履修生にも「看護管理学」を教える機会があったことで，なんとか自分を保っていた。一方，平井さんは果敢に成人看護学の教育にチャレンジしてはいたが，気持ちの中では「看護管理学」に強いこだわりがあり，いつも悩んでいた。愛知県立看護大学への転職はそんな状況で実現したのである。

　第二の葛藤は，むしろ私に強く起こった。平井さんは次々と課題を発見し立ち向かっていた。例えば，愛知県内の看護管理者とのネットワーク作りや，学士課程での看護管理学の講義や実習などへの取り組みであった。私は，所属する短大が学部へ変わり，「看護管理学」が創設されたが，他の教員が担当することに決まり，ワークキャリア上の危機に直面していた。結局，「がん看護学」の教授として大学院の科目を担当することになったが，このような状況の中で私は，「看護管理学」の中でも「人材育成」という面にだんだん強く惹かれていったのだと思う。「看護管理学」が組織の視点から「人材育成」を考えるのであれば，私は1人ひとりの看護師の視点からその発達を支援しようという立場へと移行した。

　誰しも自分の意図しない状況に置かれることがある。そんな時に「こんなはずじゃなかった」「これは自分のやりたいことではない」と落ち込むこともある。私もそうであったと思う。しかし，第2の関心領域であったがん看護の教育や専門看護師の育成に携わることができたのも，自然な成り行きであったと考えている。がん看護学の教員であったから，専門看護師の教育にも情熱を持って携わることになり，がん看護学を専攻する看護師たちと共にがん看護を推進する人材育成の醍醐味も知った。当時の大学院生たちはがん専門看護師として活躍し，中には看護管理者として，持てる強みを発揮して仕事をしている看護師もいる。この

第二の葛藤は，今では自身を形成する重要な経験となって蓄積されていると考えている。

▶「看護管理学」と「看護職生涯発達学」の対立

印象深い，平井さんとのエピソードがある。平井さんが私に，「『我と汝』(→ p.84)の関係からは変革は望めないではないか」と言った時，私は平井さんに「組織に都合のよい人材を育成することで本当によいのか」などと反論した。このやり取りが私に強く影響し，私は「看護師の臨床の知」というテーマで，看護管理学を専攻する博士後期課程での研究に取り組むことになった。

その後，私は看護管理学で博士号を取得することができ，「看護職生涯発達学」を標榜することになった。当時は，看護管理学の分家のような領域と考えており，人材育成に特化した教育・研究をしようと考えていた。そのような状況の中で，第三の葛藤が起きた。これは，「看護管理学」と「看護職生涯発達学」の対立であった。平井さんは「組織を変える人材が必要だ」という強い信念でリーダーを育てることを考えていた。私は，1人ひとりの看護師の仕事に意味を賦与することで，その職業継続を支援することを考えていた。平井さんは「看護管理者をバックアップするブレインを育てる」ことをめざし，私は「あなたの看護実践の中で印象に残ること」の記述を通し，臨床看護の意味と価値を追究した。

▶ 2つの学問の融合，そしてその先にめざすもの

2010年に平井さんと私，そして当時看護職生涯発達学の後期課程の学生であった宮子あずささんの鼎談[21]が雑誌『看護管理』に掲載された。この中で述べている，この2つの分野の抱える課題と可能性についても言及しておきたい。偶然にも修士課程では「看護管理学」を修めた私と平井さんであったが，修了後はそれぞれの関心に導かれていった。平井さんは所属していた病院の

組織改革に参画しつつ短大の成人看護学の教員というキャリアを積んだが，自分のアイデンティティは看護管理学にあると確信し，愛知県立看護大学へと職場を変え，看護管理学の領域を構築すべく邁進した。私は同じく修了後は短大の成人看護学の教員になり，科目等履修生の看護管理学を担当することで自身を納得させていた。そしてその後，関心は組織的変革をめざす看護管理を担う看護管理者をも包含した看護職個々へのキャリア支援へと向かい，看護職生涯発達学を立ち上げた。

この鼎談のもう1人の出席者である宮子さんは，22年間の病院での看護師（当時は師長）としての仕事を辞め，大学院後期課程の学生となることを選択したという状況にあった。

平井さんと私は両大学院前期課程の学生のコラボレーションを企画し，双方の学生が大いに刺激を受け合ったことを評価し，鼎談を終えた。鼎談後の感想に，私も平井さんも双方の学生がコラボレーションすることの可能性について述べている。すなわち，看護管理学も看護職生涯発達学も，看護師がいきいきと生き，看護職が組織的に社会に貢献でき，職業としての看護職を確立，発展させることを意図していることへの期待が述べられている。

このような経緯を経て今，私は，看護管理学と看護職生涯発達学のめざすものは共通しているのだと思うようになった。そしてこの両分野の研究や教育成果を実践に還元し，看護管理者の生涯発達をも射程に入れた，社会の中に在る看護職のキャリアパスを創造したいと考えている。そして，このように一見異なって見える領域の「知」を共鳴させ，新たな「知」を創造することもまた，1つのイノベーションであると考えている。

文献

1) 佐藤紀子：変革期の婦長学．医学書院，1998．
2) 佐藤紀子：看護師の臨床の「知」―看護職生涯発達学の視点から．医学書院，2007．
3) 柳田邦男，陣田泰子，佐藤紀子 編：その先の看護を変える気づき―学び続けるナースたち．医学書院，2011．
4) 前掲書2), 72-74．
5) 前掲書2), 80-82．
6) 原岡一馬，若林満：組織コミュニケーション―個と組織との対話．129-132, 福村出版，1993．
7) Coeling, H.V. : Facilitating innovation at the nursing unit level through cultural assessment. J of Nurs Administ, 23(4):46-53, 1993.
8) 原岡一馬，若林満 編：組織の中の人間．184，福村出版，1989．
9) Drucker, P.F.／上田惇生 訳：マネジメント―課題・責任・実践．145, ダイヤモンド社，1975．
10) 大和田真弓，豊田明美，阿二香織，他：高度専門病院における認知症ケア向上への取り組み：千葉県循環器病センターの一病棟での実践，認知症ケア事例ジャーナル，5 (2)：164-171, 2012．
11) 古川久敬：構造こわし―組織変革の心理学．129，誠信書房，1990．
12) 前掲書6), 73．
13) 前掲書1), 31-79．
14) Drucker, P.F.／小林宏治 監訳：イノベーションと企業家精神．55-57, ダイヤモンド社，1985．
15) Drucker, P.F.／上田惇生，田代正美 訳：非営利組織の経営．6-8, ダイヤモンド社，1991．
16) 桑原美弥子：マグネット・ホスピタル入門―磁石のように看護師をひきつける病院づくり．ライフサポート社，2008．
17) 松村明 編：大辞林 第三版．1041, 三省堂，2006．
18) 日本看護協会：「認定看護管理者 認定者数推移」．日本看護協会ホームページ http://www.nurse.or.jp/ (2016年5月現在)
19) 平井さよ子・秀明：ある看護大教授の乳癌との闘い―がん患者の交渉術―．HIME企画，2012．
20) 前掲書19), 327-328．
21) 佐藤紀子，平井さよ子，宮子あずさ：[鼎談]看護管理者の尽きない悩みとその魅力―大学院教育と実践から，看護管理，21 (1)：20-27, 2011．

# 第3章

文学に潜む,
看護の知の水脈から
探究する師長の臨床

1. 看護の知の水脈

　本章では，文学の中に描き出される「師長の臨床」を読み解き，看護の知を探究することに挑戦したい。

　私は子どもの頃から読書が好きで，看護師になろうと思った理由の1つはフロレンス・ナイチンゲールの伝記[メモ1]を読み，幼いながら感動したことにある。

　文学は社会の在りようや，多様な人びとを理解するために貴重な領域である。1人の人間が経験できることには限界があるが，私は文学を通して多種多様な価値観を知り，時には疑似体験をしてきた。

　看護師が登場する文学は意外に多い。ネット検索をすれば，看護師を主人公とした，さまざまな作品がみつかる。このことは，看護職という職業が広く知れ渡っていることと同時に，そこに登場する看護職が善い人でも悪い人でもどちらにもなりうることを示唆しているともいえるだろう。

　この章で試みるのは，文学の中の「師長の臨床」の記述を取り上げ，現代の「師長の臨床」に重ね合わせつつ，その底に流れる共通の知の水脈を探ることでもある。

　看護の知の水脈について中山は，近代西洋医学の古典であるルドルフ・ウイルヒョウの『細胞病理学』(1858)と，近代看護学の

メモ1　ナイチンゲールの伝記

　ナイチンゲールを知っている日本人は多いが，これは明治政府が始めた教育制度に由来していると聞いたことがある。ナイチンゲールの伝記は，明治から大正，昭和の時代には国語の教科書に紹介されていたという。今はもう取り上げられてはいないので，平成生まれの世代が皆ナイチンゲールを知っているかどうかは定かではない。

基盤を作ったナイチンゲールの代表作『看護覚え書』(1860)を取り上げ，その生命観の違いについて述べている[1]。その内容を要約すると，「今日，医学は細胞レベルから遺伝子レベルにまで生命の神秘を解き明かしている。ウイルヒョウの『細胞病理学』は，医学史の中で語られることはあっても，その内容を医学部の学生たちが学ぶことはない。これに対してナイチンゲールの『看護覚え書』は，看護教育の中で必ずといってよいほど取り上げられている。この違いは，科学の進歩によって知を塗り替えていく医学と，核になる考え方を守りながら時代とともに変化していく看護学における『知』の蓄積，積み上げ方の違いであろう」というものである。

　ここでは，幸田文の『闘』，井上ひさしの『吉里吉里人』，そして中脇初枝の『わたしをみつけて』の3冊に描かれている師長の臨床を紹介する。

　これらの文学に登場する師長たちは，生きてきた時代もさまざまで，その職場環境も大きく異なる。しかし，そこには変わることのない看護の「核」となる考え方が読み取れるはずである。

2. 『闘』の中に描かれる師長

『闘』が書かれた時代

　看護は，ナイチンゲールの時代から変わることなく，「生命力の消耗を最小限にし，その人の持つ健康な部分に働きかける営み」を続けてきた。その一方，医療技術の革新的な進歩の影響を受け，科学的なエビデンスに基づいた実践を進化させてきた歴史もある。

　文学もまた，書かれた時代を映し出すものであろう。最初に取り上げる幸田文（1904～1990）が生きた時代は，明治から昭和に至る日本が近代化に向かう激動の時であった。江戸時代，鎖国政策をとった日本が，諸外国からの圧力によって開国を余儀なくされ，明治時代が始まる。その後，大正・昭和と時代が変化する中で，日清戦争，日露戦争を経て，あの第二次世界大戦に至ったことを私たちは歴史として学んできた。そして現在もなお私たちは，平和な世界とは決して言えない状況の中に在る。

　第二次世界大戦では出征した多くの若者や一般の人々の命が奪われ，残された者たちも深い傷を負った。そして広島・長崎では人類史上初めて原子爆弾の投下による大量殺人が行われた。日本は廃墟と絶望の中で終戦を迎えたのである。

　私の母方の祖父もまた，戦争で命を失っている。祖父は商船の厨房長であった（今でいうとシェフだろう）。祖父はほとんど日本にいなかったが，お洒落で食事を楽しむ人だったそうだ。祖父は大阪商船の白陽丸という船に勤務していた。海軍に徴用された白陽丸は 1944（昭和 19）年 10 月 25 日，海軍兵士と食料品などを

積んでアリューシャン沖を航行中，米軍の攻撃を受け大爆破する。1,450名の人命が失われ，生き残ったのは20名であったという[2]。

私は，1971（昭和46）年，中学3年生の夏から高校時代を終えるまで，父の転勤とともに移り住んだ広島で過ごしている。中学3年生の夏，初めて訪れた広島の平和記念公園で原爆記念館を見学し，「安らかに眠って下さい　過ちは繰返しませぬから」と刻まれた記念碑の前で，奪われた「いのち」の重さに戦慄を覚えた記憶が身体感覚として今も蘇る。

付き添い婦の視点から『闘』に描かれた師長

内科病棟で師長として仕事をしていた時，たまたま手にとったのが『闘』[3]であった。1965（昭和40）年に書かれたという記述があり，それは長い戦いの後にようやく戦禍のない時代を迎えた日本に暮らす人々が，焼け野原で食べ物が極度に不足する日常の中から暮らしを再建しつつあった時代である。そして，舞台は東京都清瀬市の国立療養所（現在の国立病院機構東京病院）ではないかとされている[4]。この病院も今は近代的な病院へと姿を変えているが，広大な敷地の中に身を置くと，当時の結核病棟を思い浮かべることができる。今でも旧国立療養所には，当時の結核病棟を彷彿とさせる建築物が残っており，私はそれらをいくつか見せていただいた記憶があるからだと思う。『闘』を読むと，そこで暮らした結核に病む人びとと，付き添いの家族，自転車で駆け回った医師や看護師の姿までもが目に浮かんでくる。

『闘』には，重症で高齢の結核患者をどの病棟で引き受けるかに関する，医師そして師長たちそれぞれの思惑が描写されている。この場面が，現在の状況と類似していて興味深い。

『闘』に描かれている結核に病む人々は，私が看護していたが

んに病む人の状況に驚くほど酷似していた。文中には当時，手術療法でも薬物療法でも奏効しない結核を病んだ人びとの，身体的な苦しみだけではなく，社会的にも役割を果たすことが叶わなかった人としての苦悩が，その家族の様子とともに描かれている。がんよりも悲惨に感じたのは，結核が感染する疾患であるという点だろう。

『闘』の主人公は，「別呂省吾」という30代の青年であるが，私が惹きつけられるのは，ここに登場する複数の師長たちである。解説を書いた岡井隆によると，「この小説の語り手の視点は，どこにあるかといふと，医師（全部男である）のところにはない。看護婦のところにあるやうに見えることもあるが，たぶん違ふ。かといつて患者の目で見てゐるのではない。象徴的に言へば，付添婦の視点に，あへてカメラ・アイを据ゑて見てゐるといへる（仮名遣いは原文のまま）」[4]。私はこの本を読んだ時，自身が師長であったこともあり，付き添い婦の視点から見た師長（当時は婦長）の姿に憧憬を覚え，誇りにも思えた。看護師が自らの仕事の意味を明確に意味付けることは難しい。師長の仕事も師長自らが評価することはなかなか困難である。だからこそ，付き添い婦という視点からの師長の捉え方が嬉しかったのだ。

1 倉地婦長：食べさせるための挑戦と忍耐，そして傾聴

『闇』に登場する倉地婦長の実践を引用するに先立ち，その実践が行われた経過について述べておきたい。

ある時，倉地婦長の病棟に33歳の女性患者が入院してくる。夫が保証人になっているが，荷物も持たずに入院してきた。事情があって家を出ているらしく，看護婦にも心を閉ざし横柄な態度をとる。入院後しばらくして吹き出物のようなものが顔に出てきて，瞬く間に顔中から身体全体へと広がり猿のようになってしまう。顔一面は地腫れし，その上に暗紫色の粒々が固まって島になり，化膿したところは黄色っぽい。看護婦たちは，包帯から染み

出した膿汁で汚れたシーツや寝衣を交換し，頻繁に洗濯や消毒をする。面会謝絶となり食品制限がされた。口の中も腫れ上がり食べることもままならない。

以下は，『闘』本文からの引用である。文中の下線を付した箇所は，私が優れた実践として取り上げた部分である。

　　婦長もむろん苦心していた。患者はまるで食欲をなくしていた。表がこれだけ荒されていれば，当然内臓も損われているにちがいなかった。胃の内壁など赤発肥厚してサボタージュだろう。口中もあれて，すべての食べものがみな痛い味になる。食べたくないから食べない，食べないから体力は下降する。栄養剤を注射して補う。だが，これで足りるものではない。食べるに勝る補給はない。なんとしても食べてもらいたいところだった。小沼先生からも特別食の指示が調理部へだされていたが，ほとんど患者は食べない。婦長は自分で調理部へいって作ってみようとしたのである。誰もができることではない。古参婦長の実績と長い付合いから得た信用がものをいう（筆者注：古参婦長と書かれているが倉地婦長は30代である）。むろん婦長は料理の玄人ではない，それに食品制限がある。一目で食欲のわくものができるわけはない。けれども病人にものを食べさせることにかけては玄人だった。一度こしらえて箸をつけられなくても，そんなこと平ちゃらで，次には形をかえる，取り合わせをちがえる。易々とあきらめるような弱さはみせぬ。食欲はチャンスにより，気分にもよることがままある，と信じていくらでも目先を変えてすすめる。今日はだめでも明日ふっと口付くこともある。徹底してそのチャンスをつかむ努力をする。実際，腕があるといわれる看護婦が，食欲のない患者に，ものを食べさせようとしてかかるときの一念の深さは，到底世のなみの主婦や奥さんの及ぶものではない。徹頭徹尾，あきない努力を続ける。婦長はせっかく苦心の献立を何度つき戻されても，感情は平静で，次の料理の工夫だけを考える[5]。

ここに描かれている当時の結核療養所の人間模様は、病棟のすべての責任は医師にあるという文脈として表現されている。しかし登場する婦長たちは、一見「医師を助ける」ことに力を注いでいるように見えるが、実際には医師の指示に従っているのではなく、医師をコントロールしている。そのさまが随所に書かれている。そして婦長は常にリーダーシップを発揮し、患者だけではなく医師や看護婦、家族や付き添い婦に影響を与えている。

　上記の引用の中にも、そのことが表現されている。高カロリー輸液も、点滴注射すらない時代である。口から食べなければ栄養も水分も摂取できない。この患者の病名は「狼瘡(ろうそう)」であり、当時でも珍しい病気であったようである。実際、この療養所ではどの医師も扱ったことのない病気であり、病棟医長の小沼医師も苦心する。しかし、現実的に経口摂取をさせるために奮闘しているのは、婦長であった。倉地婦長は、調理部に自ら出向き、食べられそうな食材を吟味し、調理法を工夫し、何度も何度も突き返されながらも決して諦めず、「これでもか、これでもか」と挑戦し続け、患者に食べさせるための忍耐強い関わりをする。

　この患者は、倉地婦長の努力の甲斐もなく食べない日々が続くのだが、小沼医師が食べようとしない患者に根を上げて「なんでも食べていいよ」と言ったことで、自分の命が短いのだと誤解してしまう。家族との諍(いさか)いがあった患者は、誰にも心を開かず挑戦的な態度で療養をしていたが、「なんでも食べてよい」と言われたことで死と向かい合うことになり、疲れ果て気力が失せたのだろうか、倉地婦長に心を打ち明ける場面へと続いていく。この時、倉地婦長は、普段は自分が請け負っている仕事をすべて中止して患者の話にじっと耳を傾けている。その後、患者は家族に連絡するという倉地婦長の提案を承知し、回復に向かい始めるという経過が書かれている。

　私は、倉地婦長の食べさせるための挑戦と忍耐という強い関わりが、この女性患者に心の変化を起こさせたのだと読んでいる。

2 藤本婦長：直感で行動する

　『闘』に登場する婦長の中で，もう一人，藤本婦長の実践にも心を動かされる。藤本婦長の直感は，「茅薙うい子が七時（筆者注：夜の7時）の検温時に不在だった，という報告をうけてぴんと，悪い気当たりを感じ，きびしい口調でしらべるように命令していた」[6]という記述で表現されている。

　うい子は小学生の時に結核を発病した17歳になる患者で，今月いっぱいか来月には退院が決まっている。この日は療養所の花火大会の日で，看護婦の中には17歳のうい子が夜の7時に在室していなくても案じることはないと言う者もいた。しかし藤本婦長は，「そんなこと分ってます。でもあの子のようなケースには，大事の上にも大事をとる必要があるって，いつもいってるでしょ。もし無駄な心配になったら，その時はみんなで私を笑うなり，けなすなり勝手です。でも今は，指示通りにしてもらいます」[6]と言い，みなで捜索を始める。しかし藤本婦長の直感は当たってしまい，「翌早朝，うい子は正門を出たすぐそこの松林のなか，丈たかい夏草へふわりとうつ伏して，発見された」[7]のである。

　この前後には，藤本婦長がどうしてこのような行動をとったのか，うい子にどのような戸惑いや苦しみがあったのかが詳細に書かれている。藤本婦長は，小学生の頃から入院し続け，社会的なスキルをまったくといってよいほど持たないうい子が，退院を間近にしてこれから先の生活に強い不安を覚え，退院を楽しみにしている母親にはそのことが言えず，死を選択するかもしれないことがわかっていた。今までの療養所の看護婦としての，そして婦長として積んできた経験から生まれた直感であった。しかし，懸命の捜索でも生きているうちに発見できなかった事実は，藤本婦長を苛む。

　うい子の心境を幸田文は，「うい子は母の前では，ひたかくしに当惑をかくしながら，日に日に不安を深くして崖の上をさまよ

う思いだった。『やっとのこと治ったねえ』という母の喜びの一言にうい子はおどおどし，『もう健康になったのだから』という励ましの一語に，うい子は追い立てられるいたたまれなさを感じた」[7]と表現している。藤本婦長は，「ほんとに私たち，死なせるために働いたみたいになっちゃって――残念というか口惜しいというか。なにか言えば愚痴になるけれど，あたしはほんとに，退院後はあせるな，一歩一歩なんだ，ゆっくりしないと息切れがするからって，何度，嚙んでふくめるようにいったか――（以下略）」[8]と嘆くのである。このエピソードには，直感的に捜索を命じた藤本婦長が，生きているうちの発見に至らず，自分を責める様子が表されている。うい子の死は，患者たちに大きな衝撃を与えながら瞬く間に療養所の中に知れ渡っていく。

　藤本婦長はこのことから何を教訓として学び，その後の婦長としての実践に生かしていったのか。それを教えてほしい欲求が，私の中には今も拡がったままだ。経験を積んだ看護師であっても，足元をすくわれるような経験をする。そしてそのたびに自分を責める。しかし看護師はそこから学び，さらに熟練し，後悔のない看護をめざし続けるのだと思う。

3 『闘』に登場する師長の実践に潜む看護の知の水脈

　今回取り上げた『闘』は，1965（昭和40）年に『婦人之友』に連載された。そのことから考えると，作者である幸田文が40代の頃に，昭和30年代のある療養所の状況を付き添い婦の目から捉えた作品であろうと推測する（幸田文が，療養所に入院した弟の看病の日々の中で見聞きしたことが素材になっていると聞いたことがある）。

　今から50年以上前の倉地婦長と藤本婦長の実践は，私たちに何を教えてくれているのだろうか。2人の実践から私たちは何を学べるであろうか。心理学で提唱されてきた危機理論や，カウセリングの技術，そして慢性疾患に病む人々への看護の視点は，明

らかには文章の中に見えてこない。かたくなに心を閉ざし，攻撃的になっていた患者には，ソーシャルワーカーの支援はなく，亡くなったうい子には，病児学級の制度などなかった。

しかし，その状況の中で倉地婦長は，「食べさせる」ことに料理の玄人並みの情熱を傾け，藤本婦長は退院を間近にした若い患者の置かれている危険な状況を察知していた。

日本の婦長（師長）の優れた実践を付き添い婦の視点から描いた『闘』の中には，看護の知の水脈が，確かに流れている。そのことに気付けた文学との出会いであった。

3. 『吉里吉里人』に描かれる師長

次に取り上げるのは，井上ひさし（1934〜2010）の『吉里吉里人（中）』[9]で，初版は1981（昭和56）年である。この本に登場する湊タヘ（文中では，登場人物は名が先で姓が後に表現され，タヘ湊と書かれている）は，ナイチンゲール記章を3回授与されているという，とてつもない実力を持つ総看護婦長である。ここでは彼女の斬新で画期的な看護管理のありようを紹介したい。

幸田文の『闘』は，過去から何を学ぶかという視点で解説を試みたが，この小説に描かれている師長の姿は，未来を考えるのに参考になる。『吉里吉里人』には，看護婦の数が足りない中で，いかに病棟事務員や看護補助者と協働していくかという，日本の近未来を思わせる世界が描かれているからである。おそらく書かれている時代は1970年から80年頃の設定だと読み取ったが，それから数十年経った現在も，このような病院や湊タヘのような

総看護婦長は現れていない。

『吉里吉里人』の概要

　井上ひさしによるこの著書は，日本SF大賞，読売文学賞を受賞した彼の代表的作品の1つとされている。私がこの本を手にしたのは，2011（平成23）年の東日本大震災の少し後の頃だった。今回は，上・中・下と3冊に分かれている長編小説の「中」に収載された章を用いた解説をするが，「上」には「吉里吉里国」のエネルギー源は原子力発電によるものではなく，近年注目されている地熱発電であることが書かれていた。30数年前に，井上ひさしが予測していた原子力発電（原発）の危険性への視点が，私にとっては驚きであった。日本は2011年の3.11以降，原発の危険性が明確になり，電力の供給が危ぶまれた時期が長く続き，現在でもこれからのエネルギー源をどのように考えるのかについて明確な方針は定まっていない。福島の原発事故の解決もいまだに図られてはいない。しかし吉里吉里国の国民は，いち早く原子力の持つその危険性に気づいていた。喜劇的な要素をたくさん含むSF小説ではあるが，私は井上ひさしの用いたさまざまな分野にわたる膨大な知識や鋭い先見性に感じ入った。小説の大筋は以下の通りである。

　東北地方の一寒村が，日本政府に愛想を尽かし，突如「吉里吉里国」を名乗り独立を宣言する。当然日本政府は反発，これを阻止すべく策を講じるが吉里吉里側は食料やエネルギーの自給自足で足元を固め，高度な医学（当時日本で認められていなかった脳死による臓器移植を含む）や独自の金本位制，タックス・ヘイヴンといった切り札を世界各国にアピールすることで存続をはかる。その攻防

を含む1日半の出来事を,全28章にわたって描写している[10]。

文章の中の会話はすべて吉里吉里語(東北弁)であり,吉里吉里国では東北弁が標準語として採用されている。東北弁は地元以外の人にとっては聞き取りにくいことが考慮されてか,小説の中ではすべての会話に東北弁のルビがふってある。

湊タヘへのキャリア

今回私が取り上げるのは,吉里吉里国立病院の総看護婦長である湊タヘへ行った看護管理である。看護婦の仕事の重要性を確固たる信念として持つ湊タヘは,第16章「妾の胸さ輝ぐのは三個のナイチンゲール記章でガス」に登場する。タヘは1914年生まれで,この章の湊タヘに関するキャリアの紹介には,生まれてから1972年までのことが書かれている。タヘは数奇な人生を歩むが,その詳細はこの本を読んでいただきたい。ここではその概略のみを紹介する。

湊タヘは,幼少時に仙台の湊病院院長の養女となり,20歳で結婚するが夫はがんで亡くなり,26歳の時に英国のナイチンゲール看護学校に入学。看護婦として欧米の多くの病院で大活躍し,イギリス,フランスの看護大学で教授としての仕事をする。そして31歳,37歳,51歳の時に計3回,ナイチンゲール記章を授与される。53歳で吉里吉里村からの要請で帰国し,吉里吉里村立病院の設立準備委員長となり,ナイチンゲール看護学校の教育を基盤とした看護学校を設立,また研究活動としては,実践的なテーマである「湊式口うつし人工呼吸法・その成果と展望」に取り組み,精力的に仕事をしながら現在に至っていることが書かれている[11]。

以下に，小説の中に描かれている湊タへの看護管理の意図と具体例を2箇所紹介し，そこに潜む知の水脈を辿る。

湊タへの看護管理
―効率よく本来の仕事をするために

最初の場面は，この小説の主人公である古橋健二という小説家が，ケイコ木下という医療秘書の女性から聞かされた吉里吉里国立病院の看護体制についてである。

（前略）あなたが前夜まで籍をおいていた日本国では，看護婦不足だと嘆きながら，じつはちっとも看護婦本来の仕事をさせていないとケイコ木下が説明した。なんでも日本国では，看護婦さんが行っている純粋の看護業務は三分の一以下だという。仕事の三分の二が伝票書きや連絡業務や走り使いや雑役などに費やされているわけだ。そこでタへ湊総看護婦長が打ち出したのは〈伝票書き，帳簿つけ，連絡業務や走り使いは医療秘書に。雑役は看護助手に。そして看護婦は，病者の看護一途に。そうすれば付添い婦に，一番大切な看護婦の仕事をまかせずにすむ〉という方針で，この吉里吉里国立病院では看護婦二人に医療秘書と看護助手が一人ずつ付いているのだそうだ[12]。

医療技術の進歩に伴う医療現場の複雑化や多様性，そして医療の受け手である患者の高齢化の問題は，実は1980年頃から看護師不足として徐々に顕在化し，深刻化しつつあった。多くの看護師は，「雑務に追われる」「業務が多くて看護ができない」と嘆きながら看護師として働き，多くの看護師が退職していった。看護

師の数が潤沢であり，休暇が十分に取れたことは，私の40年を超える職業人生の中でも経験したことはない。しかし，私も含め多くの看護管理者は湊タヘのような効率的な人員配置はできなかった。

　吉里吉里国立病院の医療秘書は吉里吉里国立中学の生徒であり，看護助手は吉里吉里国立中学校附属高校の生徒である。吉里吉里中学校附属高校というのも不思議な学校であるが，吉里吉里国では中学が最も重要な教育機関^{メモ2}となっており，高校や大学は中学の附属に位置付けられている。また，看護助手には吉里吉里国の若い女性が採用されており，看護助手は看護師から基本的な家庭における看護の知識や病人の扱い方を教えられる。吉里吉里国では，救急を要する場合以外は家庭での看護がきちんとできる体制が作られ，救急車の要請は重症な患者のみと限られている。それゆえに世界に誇る医療技術を効率よく提供することが可能になっているらしい。

　もし今，吉里吉里国立病院のように看護師2人に医療秘書と看護助手が1名ずつ付いていたら，現場の看護はどのように変わるだろうか。朝，看護師である私が出勤し，ペアになる看護師と，医療秘書と看護助手で夜勤の看護師からの引継ぎを聞く。医療秘書と看護助手は必要な検査や患者のスケジュールを私たちと一緒に把握し，必要な伝票類（現在では電子カルテからの情報の

｜メモ2　中学が最も重要な教育機関―井上ひさしの子どもに対するまなざし

　井上ひさしが，この本の中で中学を最も重要な教育機関としたのには，彼の子どもに対するまなざしが反映されているように思う。彼が作詞した釜石小学校校歌には，子どもたちの生きる力と知恵を信頼し，それらを優しく育む気持ちが明快な言葉で綴られている。

　「いきいき生きる／いきいき生きる／ひとりで立ってまっすぐ生きる／困ったときは目をあげて／星を目あてにまっすぐ生きる／息あるうちはいきいき生きる」[13]。

　東日本大震災の時，釜石小学校の子どもたちは，自分たちで「危険」を察知し，判断し，低学年の子どもを連れて高台に逃げた。このことは，184人の児童全員が巨大津波から生き延びた「釜石の奇跡」と言われている。子どもたちの知恵と生きる力は，この校歌の中で育まれていたのかもしれない。

収集や入力）を準備し，ケアに必要な物品を私と相談しながら準備する．医療秘書と看護助手は中学生と高校生である．現在の中高生が実際にこのような仕事をどのように請け負えるのかはわからないが，もしかすると多くの知識や技術を素早く吸収し，責任ある役割を担える可能性を持っているのかもしれない．

　今日の私は6人の患者を担当しているが，誰にどのようなスケジュールで看護が必要かは，医療秘書が作成した一覧表が手元にある．私は，現在の患者の状況を改めて予測し，スケジュールを練り直す．まずは，誰のところに最初に行けばよいかを考えながら6人の患者に会いにいく．患者とも今日のスケジュールを確認し，いったんナースステーションに戻る．自分の計画をペアの看護師と医療秘書と看護助手に話し，ペアの看護師とお互いの仕事の進め方を調整する．

　その後は，実に効率的に仕事をすることができるだろう．例えば，ある患者のドレーンの抜去が決まっていれば，医療秘書に外科医との時間調整を依頼し，その間に看護助手が準備してくれたベッドバスの物品の揃ったカートを持って，清潔ケアが必要な患者のベッドサイドに行き，看護助手と共にベッドバスをし，ベッドバスが終われば看護助手に後片付けを依頼する．その時に，看護助手には患者の病状をわかりやすく伝え，どんな時に私を呼んでほしいかを伝えておく．

　次に，時間調整した外科医と共に患者のドレーン抜去に伴うケアを行い，その時に患者と医師と共に退院の予定を話し合い，その結果を医療秘書に伝え事務手続きを依頼する．サクサクと仕事をする自分が目に浮かび，なんだか嬉しい．どのようにペアの看護師，医療秘書，看護助手と協働するか，タイムリーに看護の知識を伝えるか，看護師である私がすべき仕事は何であるかを判断しながら行う仕事は楽しいだろうと想像する．しかし，現実にはこのような病院はどこにもない．

　吉里吉里国立病院の婦長は，全世界から集まってくる．看護婦

の半分は日本国，ソ連（現在のロシア），アメリカ，東南アジアから来た看護婦だ。人手不足はない。

高額な給与と看護職の育成

　2つ目の場面は，湊タヘ総看護婦長がこの小説の主人公である古橋健二に，看護婦の人材確保について説明するくだりである。湊総看護婦長は看護学校も設立したが，まずは人集めから着手し，見習いでも30万円の月給を払い，病棟服務員（オーダリー）として雇用する。そして准看護師として養成する。その後，看護学校に入るという仕組みである。以下は人材確保について湊タヘが語る場面である。冒頭の《 》は，湊総看護婦長室の壁に貼られている紙片に書かれた内容である。

《アメリカの合衆国のオーダリー制度を参考にせよ。オーダリー，すなわち病棟服務員。病棟には，浣腸器具の洗滌，No.1やNo.2の処理，軽症者の話の相手など，素人にでもできる仕事が山ほどあるはずだ。そういう仕事を素人に任せれば看護婦や看護助手はその分だけ本来の職務に集中できる》（筆者注：No.1は小便，No.2は大便）
—〈中略〉—
「そこでだね，古橋君。妾(わだす)は，この病院ば始めっ時(とぎ)に，アメリカのオーダリー制度ば導入(しえーど)しつつ，給与(くーよ)ばぐわーんて引き上げだんだっちゃ。いやもう，東京(えやも)がら，北海道(とーちょー)がら，わんさとオーダリー希望(ほつけーどー)の娘ッコ等(ら)が集(あづ)まってきたもんだったよ。んで，その娘ッコ等が見よう見真似で看護技術ば身につけて，今では一人前の准看護婦(えっちょめーくん)サマっしゃ。……ま，そげな訳(わげ)で人では充分(ぶーぶん)。その娘ッコ等の月給の平均は五十万円でガス」[14]

湊タへは，看護婦の仕事と准看護婦の仕事を整理し，助手や医療秘書以外の素人に委譲することを考えた。そして助手や医療秘書や素人を准看護婦として育て，さらに看護婦学校で教育する。そして病棟服務員であっても高額な給与を支払い，大事に育成する。その費用は，高度医療を行う病院の収入が保障している。吉里吉里国立病院は，人材育成という意味においても世界の中央病院といわれる最先端医療を行っているということになる。

　ここに描かれている1970年代は，大卒女子の初任給が3万8千円という時代である。吉里吉里国立病院はその優に10倍以上の給与を補助職員に支払っていることになる。

　もちろん，SF小説の中の話なので，これほど高額の給与を支払うことは不可能にしても，現在の看護師不足の解消には給与が仕事の内容に見合ったものであり，休暇も十分取れることが重要なことはいうまでもない。特に，近年のワークライフバランスの考え方では，優先的に妊娠・出産後の勤務体制は改善されてきたといえるが，女性が多い職場において休暇中や短時間での仕事をする看護師の仕事をカバーするための人材は不足している。特に，夜勤については子どもを持たない看護職の負担が大きく，この問題を解決することが喫緊の課題であろう。

湊タへの看護管理は実現可能か

　一見，荒唐無稽のように思われる湊タへ総看護婦長の看護管理であるが，もしかすると，実現可能かもしれない。実際のところ看護職には看護助手や医療秘書や病棟服務員などの補助職員が含まれる必要があり，近未来にはそういう時代が来るであろう。

　このシステム，つまり看護職員に補助職員が含まれたシステムを円滑に運営するためには，看護管理者である師長が，看護師が行うべき看護と看護師以外が請け負う仕事を峻別し，看護に必要

な業務として看護助手や医療秘書たちにノウハウを伝え，個々の看護師が自身の仕事をマネジメントできるようにしていかなければならないだろう。

　その時に備えて，1人ひとりの看護師は自分の仕事のうち，どの仕事を彼（女）らに委譲できるか，委譲する際に何をノウハウとして伝えなくてはならないかを考えておくことを提言したい。

　これまでにリネン交換や配膳・下膳などを補助職員に委譲してきた施設は多くある。しかし，「自分で寝返りをすることができないこの患者さんの場合，下肢を動かせないことで下肢を圧迫してしまうから，足元のシーツを巻き込むことはしない」とか，「この患者さんの場合は，左手が利き手なので，箸は左手で持てるように置いてください」というような，看護としてのリネン交換や配膳になるような委譲は，必ずしもできていない現実がある。

　これは師長が行うことではなく，看護師が補助職員と行動を共にしながら個々の患者さんへの看護実践を行うことで可能になる看護管理である。そして師長は，看護師と補助職員が協働して看護実践ができるように何をなすべきかを考え，リーダーシップを発揮することが求められる。

　これまで流れていた知の水脈が，これからの知の水脈の方向を決めていく，師長がこれまで蓄積してきた臨床の知を発揮する時が，やってきそうな予感がする。

4. 『わたしをみつけて』に描かれる師長

　子どもの頃から読書が好きだった私は，今でも出張先に向かう時や，休暇の時などは何冊かの本を買い求め，読むことを楽しみにしている。時折，何気なく手にした本の中で看護職に出会う。そこに描かれている看護師があまりにも素敵で，誰かに話したくなったこともある。

　ここで紹介する『わたしをみつけて』[15]との出会いも偶然であった。2015年の夏，高知県看護協会からの依頼で研修の講師を引き受けた。そして高知に向かうために立ち寄った羽田空港の書店で出会ったのが，この本だった。本の裏表紙には「施設で育ち，今は准看護師として働く弥生は，問題がある医師にも異議は唱えない。なぜならやっと得た居場所を失いたくないから。その病院に新しい師長がやってきて――（以下略）」と書かれていた。そして著者である中脇初枝の紹介文を読むと，「1974年，徳島県生まれ，高知県育ち」とある。高知県，准看護師，師長という3つのキーワードに「意味ある偶然」を感じて購入し，道中で読んだという経緯があった。

　准看護師制度については議論があり，『吉里吉里人』にも准看護師養成の話があることなどを考えると，避けては通れない課題であると考えている。そして1人でも多くの准看護師がさらに教育を受け，看護師として仕事ができるようになることを願っている。准看護師の議論はさておいて，『わたしをみつけて』に登場する師長の知の水脈について考えてみたい。この小説が出版されたのは2013年である。

藤堂師長の看護実践

　この小説の概要を以下に簡単に記すが，詳しくはぜひ，実際に小説を手に取って読んでいただきたい。

　この本は，主人公である准看護師の山本弥生の視点から書かれている。弥生は生まれてすぐに，産院の玄関に捨てられた。弥生という名前は捨てられたのが3月だから付けられた名前で，生まれたのが3月だからではない。乳児院，その後は養護施設で育った弥生は，自立するために准看護師の資格を取り，自分でアパートを借り，ベッド数54床の桜が丘病院に勤務し，11年が経過している。桜が丘病院の院長は外科医で，その他にも整形外科や内科の診療科がある。

　成育歴の中で「いい子でいないと捨てられる」と思い込んでいる弥生は，正看護師（今では使わない呼称だが，この本には准看護師と正看護師が出てくる）を横目で見ながら，医師には従順であり続ける。弥生は准看護師の置かれている状況をかなりきちんと把握している。正看護師とは給与が違うこと，准看護師を正規雇用する施設が限定されること，准看護師である自分は医師に対して従順でなければ仕事を継続できないことなどである。

　ある時，この病院にもう一人の主人公である藤堂優子師長が赴任する。院長の紹介では，藤堂師長は優秀な看護師で，救急看護認定看護師であるうえに手術看護認定看護師でもあること，桜が丘病院では初めての認定看護師であり，皆さんもスキルアップしてほしいというものであった。

　弥生は初日から，藤堂師長の行動に仰天する。赴任当日，藤堂師長は彼女を指名し，54人の入院患者のもとに挨拶に行く。そこで藤堂師長は1人ひとりに的確で意味のある看護実践をやってみせる。

　80歳の元大工の坂本さんには，大工であったことを思い出し

てもらうように話をして，リハビリする意欲を引き出す。脛骨骨折で手術し，1か月入院している笹谷さんが自分の手術について「どうなっているのかわからない」とつぶやくと，藤堂師長は笹谷さんの脛骨にどのような手術がなされたか，今何に気を付ければよいかをわかりやすく説明する。救急看護や手術看護に必要な知識を基盤に使いつつ，見事に1人ひとりの患者さんに応対し，医師の説明が十分になされていないことも問題であるとし，医師にもそのことをフィードバックする。

清拭などの患者ケアにも積極的であり，ケアをしながら患者の家族の健康問題にも気づき，濃やかに対処していく。看護師たちが自分の上腕に患者のバイタル測定結果を書いているのを見ると，その看護師にその場で注意し，なぜそれがいけないのかを説明する。

虫垂炎の術後に急死した患者のレントゲン写真を見てフリーエアに気づき，気づかなかった弥生に「あなた，なにを見てたの？」と問いかける。看護師を「自分の手伝いをする人」としか見ていない医師と働いてきた弥生に「あなたかわいそうな人ね」と言う。そして，目を見張るのは院長の医療ミスで術後腹膜炎を起こした患者を，自分の独断で大学病院に転院させる場面である。

藤堂師長がその責任を取って桜が丘病院を辞める時，弥生に「私と一緒に行かない？」と声をかける。しかし，彼女は桜が丘病院に残ることを師長に告げる。そして，藤堂師長は彼女に看護師の資格を取ることを勧める。「正看の学校ではひとりの患者にじっくりむきあう訓練をするの。その過程で自分をふりかえることができるし，もちろん知識も増える。看護診断もできるようになるから，おかしいことにおかしいと気づけるようになる」[16)]と。

そして最後に看護師たちに残した言葉が圧巻である。藤堂師長は看護師たちにこう言った。「看護師は患者のためにいます。それだけは，みなさん，忘れないで。迷ったら，患者のためになるかどうか，それだけを考えて。そうすれば，答えは出ます」[17)]。

藤堂師長の看護実践に流れる知の水脈

　この小説を読んで私が驚いたのは，作家の中脇初枝が今の時代に生きる准看護師の状況，看護師の置かれている状況についてよく理解していることだった。私は所属する大学の認定看護師教育センターの責任者をしていることもあり，藤堂師長が救急看護と手術看護の認定看護師資格を持っているという記述を見て，認定看護師に着目したことに驚いた。手術看護認定看護師の教育は，数年前まで私の所属する大学が唯一の教育機関であったこともあり，すぐに修了生でこの2つの認定資格を持つ人がいるかどうか確認した。現実にはこの2つの認定資格を持つ看護師は存在しなかったのだが，認定看護師に着眼した新しさに脱帽した。

　そして藤堂師長はそのようなキャリアであったからなのか，本来の実践力なのかは定かではないが，実に見事なフィジカルアセスメントのスキルとそれを実践につなげる力を持ち，挑戦的ともいえるような倫理的な行動をし続ける。

　この藤堂師長の知の水脈はどこからどのように流れてきたのであろうか。藤堂師長は2歳の時に父を亡くしているが，父親は精神が錯乱していたため精神病と診断された。実際には尿毒症であったことが後からわかるのだが，手遅れだった。医者になりたいと思った彼女は，経済的にも厳しい状況だったため准看護師になり，その後看護師になった。認定看護師は「おまけ」だと話している。看護師になってから尊敬できる女医と出会い，その医師が患者と接する姿から学び続けたという。チーム医療についてその医師は，「医者は医療のプロだけど，看護師は看護のプロでしょ。わたしはあんたたちの仕事はできない。管理栄養士も理学療法士もみんな含めて，一緒にプロとしての仕事をしよう」[18]と言った，と藤堂師長は弥生に伝える。

　その他，看護学校での技術練習のことや，出会った患者さんの

こと，すべての経験から知の水脈をつないできて，そしてこれからもその水脈を自身の実践や後輩たちへと引き継いでいこうとしていることが読み取れる。藤堂師長の知の水脈は，途切れることがない。

准看護師，山本弥生の知の水脈

　弥生は孤児であったため，自立するために准看護師になった。最初の就職先の保証人は養護施設の所長が引き受けてくれるが，その次からは誰も保証人になってくれない。弥生は11年間，「やめさせられないように」仕事を続けている。一方で，弥生は内心，時間通りに診察を始めなかったり，患者に冷たく接したりする医師に反発の気持ちを感じている。
　藤堂師長に出会い，毎日が驚きの連続であった弥生は，彼女に魅かれていく。そして手術の器械出しをした患者が術後急変し亡くなった時に，藤堂師長から「あなた，なにを見てたの？」と問われ，自身に向き合うことになっていく。
　弥生は成長する過程で，勉強ができなかった時期があり，九九ができない。この九九を教えてくれ，弥生を励まし，九九ができるようになったことを喜んでくれたのは担当した患者だった。弥生は藤堂師長や患者との関わりの中で，一人前の看護師になっていく。いずれ正看護師の資格を取り，藤堂師長と働くという夢を描き，今を生きる弥生の中にも，確かな看護の知の水脈を見出すことができた。

5. 知の水脈として受け継がれる「いのちに働きかけること」

　私はこれまで，看護師にとってはあまりにも当然のことであるために暗黙知となってしまっている，しかしそれは看護の本質を具現化する行為であるというような看護師の臨床の「知」をなんとか描き出し，看護師たちが意識化することが難しい，日常の実践の中に在る「知」を言葉にしたいと考え，多くの看護師，師長たちの話を聴かせていただいてきた。

　ここまでの章で紹介してきた師長たちの看護実践は，そのごく一部である。そして本章では，文学の中に登場する魅力あふれる師長たちの看護実践について読み解いた。これらの看護職が描き出す実践場面の文脈から私が辿り着いたのは，看護の本質は「いのちに働きかけること」である，という確信である。

　患者に食べてもらうために調理法を工夫し，何度でも挑戦し続ける倉地師長，入院患者1人ひとりに的確な声かけと看護実践を行う藤堂師長，彼女たちは皆，患者の「いのち」に働きかけていた。

　看護師は突き詰めていえば，患者を身体的な側面からのみ捉えるのではなく，「いのち」という今を生きている人間の全体として捉えることに関心を寄せ，「いのち」の持つ力に働きかけ続けている。そして多様な場で活躍している看護職の中で，臨床看護を担う看護師は「からだに働きかける」ことを通して「いのちに働きかける」ことを実践している。

　臨床看護師は患者が急変した時，例えば大部屋に入っていったその時に，吐血で苦しむその人に出会った瞬間に，その人の全体を見たうえでその人に近づき，その人の顔をのぞき込みながら名

前を呼ぶ。そのことでその患者の「いのちに働きかけている」のだが，その行為は自身のからだを用いて患者の「からだに働きかける」行為である。その一方で患者の意識状態や，吐物が気道を塞いでいないか確認し体位を整え，血圧やバイタルサインを測定し，医師を呼び…と短時間のうちにいくつもの行為を行う。これらの行為をしている看護師は，その場に居合わせた看護学生から見ると「フレンドリー」に接しているように見えるという。臨床看護師は患者のからだに触れることでケアをすることが多くあり，初学者である看護学生からすると，それは「フレンドリー」な関係性にも見えるということであろう。しかしこのような場面で看護師たちは，自分のしていることを意識的に捉えることはできない。また他者から見ると咄嗟に，しかし合理的で合目的的な「からだに働きかける」行為を行っていることを深く考えることは少ない。あまりにも日常的な看護実践だからであろう。

　「いのちに働きかけること」については，本書の最後でより突き詰めて考えたい。本章では，「いのちに働きかける」という看護の本質は，臨床に知の水脈として確実に受け継がれ，その証左は文学の中にも見られるということ，そしてその水脈がより太く，確かなものとしてつながれていく時，そこには必ず師長の姿があることを確認しておきたい。

文献

1) 中山洋子:看護の"知"の水脈を探る.聖路加看護学会誌,8(1):44-49,2004.
2) 野間恒:商船が語る太平洋戦争―商船三井戦時船史.405-406,野間恒(シナノ),2002.
3) 幸田文:幸田文全集,第16巻.岩波書店,1996.
4) 前掲書3),月報16(岡井隆:『闘』を読む),2.
5) 前掲書3),97-98.
6) 前掲書3),210.
7) 前掲書3),222-223.
8) 前掲書3),227.
9) 井上ひさし:吉里吉里人(中).新潮社〔新潮文庫〕,1985.
10)「吉里吉里人」『フリー百科事典 ウィキペディア日本語版』.2016年5月現在.
11) 前掲書9),424-429.
12) 前掲書9),405-406.
13) 井上ひさし(作詞),宇野誠一郎(作曲):釜石小学校校歌.
14) 前掲書9),456-457.
15) 中脇初枝:わたしをみつけて.ポプラ社〔ポプラ文庫〕,2015.
16) 前掲書15),223.
17) 前掲書15),230.
18) 前掲書15),217.

＊本章の「2.『闘』の中に描かれる師長」「3.『吉里吉里人』に描かれる師長」は,雑誌『看護管理』連載,「師長の臨床」第7回および第9回に掲載された文章に加筆したものです

第4章

新しい師長像を求めて

1. 師長が担う看護管理の目的

管理者である前に「看護師である」ということ

　ここでは，師長が持つ看護師としてのアイデンティティについて再確認し，看護師としての師長が担う看護管理の目的について考えてみたい。

　私はこれまで多くの看護師，助産師，保健師と出会い，「看護実践」についてさまざまな状況で話を聴かせていただき，実践を「印象に残っている場面」として記述していただいてきた。この看護師，助産師，保健師には看護管理者や看護教員も含まれている。私は彼（女）らの描き出す実践場面の文脈に共通して読み取れるものを，「いのちに働きかける」という看護の本質として確信した。看護管理者であっても看護教員であっても，そもそも看護基礎教育を学び国家資格を取得し，看護業務に従事したことがあるならば，この文脈を自然に身につけているのではないかと考える。

　しかし，このことはほとんどの看護職にとって暗黙的な知となっており，自身の実践の根底にあるものを自覚することは難しい。時には文学や歴史，哲学の力を借りながら看護職の実践を見つめる必要があるだろう。

　私がこれまで出会った師長たちの多くは，「師長になって実践から離れている」と自身の立ち位置を表現する。私の周囲にいる看護教員も「私はペーパー助産師です」と言ったり，「現場から離れているのでよくわからない」などと日常的に言う。彼（女）たちもまた，自分たちが「管理者や教育者である前に，看護師で

あること」を自覚しにくくなっている。このことは，看護管理者や看護教員の置かれている状況を表す言葉として全面的に否定するものではない。しかし自身が看護師や看護学生に強く影響を与える立場にいることを今一度，思い起こしてほしい。そして看護師国家資格を持つ自分を問い直し，熟考したうえで現在の自分の役割を表現してほしいと感じている。

「患者や家族にとって必要なケアの保証」こそが，師長の責務である

　これまで出会った師長の中には，自分の役割を「看護師をマネジメントすること」であると言う人もいる。蛇足かもしれないが「看護をマネジメントする」と言う師長はあまりいない。最近は，「看護師を育成すること」「看護師を支援すること」という言葉で表現する師長も多い。しかし，師長の第一の責務は「患者や家族にとって必要なケアの保証」であると考える私にとって，「看護師のマネジメント，育成，支援こそが師長の役割である」という捉え方は，私の主張する師長の実践の姿とは異なる。

　私が創設した「看護職生涯発達学(lifelong development for nurses)」は，「看護基礎教育の学生を含むすべての看護職(看護師・助産師・保健師・准看護師・看護補助者等)が，『人を気遣い世話をする』専門職者として，生涯をかけて学修し，実践し，思考し続けることを支援するための学問領域」であるとしている。よって，「育成」や「支援」は共通する考え方であるとも思う。

　「看護職生涯発達学」の創設から10年近く経った今，看護師として豊かな経験を持つ学生や教員たちと蓄積してきたさまざまな知見から読み取れるのは，看護師は管理者になる過程においても，管理者になってからも，その役割の根底にあるものは変わらないということである。つまり看護師の責務がそうであるよう

に，師長にとっても第一の責務は，「患者や家族にとって必要なケアの保証」であると考える。

　参考までに，これまでに看護職生涯発達学を専攻した学生による，修士論文ならびに博士論文のタイトルを紹介する（**表1**）。修士課程は2006年にスタートし，これまでに26人が修士号を獲得した。博士課程は2004年にスタートし，これまでに7人が博士号を獲得した。いずれの論文も看護師に焦点を当て，その看護師たちの特徴や経験やキャリア，彼（女）らの持つ構えや知に焦点を当てている。これからこの知見を修了生と共に多くの看護職に還元したいと考えている。

　他の看護職たちが得た貴重な知見に触れることで，師長は自分が日常的に使っているさまざまな言葉の持つ意味をじっくりと見

表1　看護職生涯発達学を専攻する学生の修士論文・博士論文

修士論文	
2008年度	・キャリア中期にある看護師長が抱える葛藤（遠藤敏子） ・病院施設における現任教育に携わる看護師の経験プロセス（宮坂文緒）
2009年度	・40代看護師にとっての仕事の意味（高柴律子） ・子どもをもつ女性看護師の仕事の経験（三好麻美子） ・30代看護師にとって印象に残っている臨床での出来事を語ることの意味（山本夕子）
2010年度	・新卒で手術室配置となった新人看護師が見出していく手術看護（味木由佳） ・主任看護師のキャリアデザイン（井上恭子） ・卒業後2年目の男性看護師のキャリアデザイン（佐久間和幸） ・病院を変わって看護師が経験すること（村上優子） ・看護師が介護施設で派遣看護師としてはたらく意味（吉田千鶴）
2011年度	・看護基礎教育を高等学校専攻科・5年一貫課程で受けたキャリア初期にある看護師が語る職業の意味（新井麻紀子） ・小児病棟で看護師を続けていくことの原動力とは（内藤茂幸）

修士論文	
2012年度	・キャリア初期看護師にとってのCCUにおける患者の死(小川美咲) ・看護学校を併設する病院に勤務するキャリア初期看護師にとっての「教える」ということ(門田蓉子) ・大学病院に勤務する20代後半の看護師にとっての看護実践(水谷桂子)
2013年度	・大学病院で働く20代後半女性看護師が"夜勤を続けられるわけ"(伊能美和) ・30代看護師にとっての身近な人の死がもたらす仕事への影響(杉浦光枝) ・大学病院で働き続けている30代後半看護師の看護実践(鈴木真由美) ・手術看護認定看護師が器械出し看護において用いている『知』(古島幸江)
2014年度	・大学病院におけるリーダー看護師育成を目的としたプログラム立案における教育師長の実践知(江畑典子) ・看護学生の初めて受け持った入院患者との関わりにおける経験(鈴木佳代) ・認定看護師教育を担う認定看護師のキャリアデザイン(多久和善子) ・初回認定看護師資格を更新した認定看護師の看護実践(山口紀子)
2015年度	・認定看護管理者教育課程ファーストレベル受講者が記載した"印象に残る看護場面"に見られる臨床判断の内容(友岡道子) ・病棟で働く非正規雇用看護師の仕事の経験(長尾祥子) ・全室個室病棟で働くキャリア基盤形成期の看護師の看護実践(村越望)

博士論文	
2007年度	・手術室看護師が用いる看護技術の特徴とその修得に影響する要因(土蔵愛子)
2009年度	・救急外来看護師とともに行う「知」の探求(吉田澄惠)
2010年度	・臨床実習教育における看護教員のコンピテンス(植村由美子)
2011年度	・筋ジストロフィー病棟看護師の臨床状況に対する構えの構造(菊池麻由美)
2012年度	・看護師の実存から探る臨床看護の本質とそれを職業として生きる意味(宮子あずさ)
2014年度	・看護学の学士課程修了時の学生が語る「看護師としての『私』」(古都昌子)
2015年度	・「いつもと違う」感覚で行為する看護実践に埋め込まれた知(大谷則子)

つめ，さまざまな方向から検討することができるのではないだろうか。そして師長としての立ち位置を確認し，「患者や家族にとって必要なケアの保証」を目的とした，ぶれない看護管理を実践してほしい。

看護師をマネジメントする

　それでは，師長が「患者や家族にとって必要なケアの保証」という責務を果たすために，どのような役割を担うことが期待されるだろうか。まずは「看護師をマネジメントする」役割から考えてみたい。

　師長が自分の役割を「看護師をマネジメントすること」と捉えていることは，典型的には勤務表の作成に現れている。師長は勤務表を作成する際，どういう看護師同士の組み合わせであれば，その勤務帯を安全に切り盛りできるかを考えるだろう。これは配置されている看護師の実践力と，看護師同士の関係性をある程度把握していなければできない仕事である。

　看護師は「日替わりのプロジェクト」で働くという特徴を持っている。一般には，いつも同じメンバーで働く職種が多い中で，看護師だけは日替わりである。都営地下鉄で働く知人の話では，地下鉄の運転士は固定されたチームで交替勤務のシフトを組んでいるそうで，看護職と同じように変則的な勤務をする職種ではあるが，そのチームはいつも同じ時間帯で共に働くのだそうだ。退職する人を除くと，基本的に何十年もそのメンバーは変わらないと聞いている。しかし看護職はそうではない。したがって，勤務表を作成する時は複眼的な視点が必要になる。いくら師長が努力しても，多くの看護師は何らかの不満を持つのもこの勤務表である（夜間帯も日勤帯と同じ人数でシフトが組めれば，この問題はかなり解決するのにといつも思う。そうすればプロジェクトとし

ての成熟や凝集性も促進されるであろう）。

　看護師は勤務表を眺めて喜んだり，ため息をついたりする。昔も今も勤務表は病棟のベストセラーである。そして看護師は，「うちの師長はマネジメントに長けている」とか，「マネジメントできていない」とつぶやいている。

　いったい，このことは何を意味するのだろうか。ある新人看護師は「その先輩と夜勤で働くのは辛いんです。患者やスタッフの悪口を聞いているのが嫌なんです」と言う。新人看護師の離職理由に，「事故を起こすことへの不安」や「技術や知識の不足」などが挙げられるとともに，そこに人間関係が影響していることはこれまでにも指摘されている。これも「日替わりのプロジェクト」の影響が大きい。日勤帯には，師長や主任がいる。多人数で働いている時よりも個々の看護師同士の関係が影響するのが夜勤であろう。夜勤帯には師長や主任はいない。そして2交代であれば長い時間帯をそのメンバーで過ごさなければならない。その場で何が起きているのかは，その場にいる看護師しか知らない。

　このように考えてみると，「看護師をマネジメントする」ことには多様な側面があり，上述したような新人看護師から見て「患者の悪口を言う」先輩看護師と勤務する夜勤帯は，おそらく気持ちが沈み，結局のところ患者への看護の質は保証されない結果になるのではないかと推察する。

　師長が朝，病棟を一巡するだけでもケアの評価につながり，夜勤を終えた看護師と話し合うきっかけになり，何らかの改善策を見出すことにつながるのではないだろうか。

看護師を育成・支援する

　次に，「看護師を育成・支援する」という視点から，師長が担う看護管理の目的を考えてみよう。

看護管理のテキストには，マネジメントの機能は，「1)計画，2)組織化，3)指揮，4)統制，5)調整・変革である」[1]と書かれている。さらに視点を拡げてマネジメントの機能を調べてみると，これら5つの機能に加えて人材育成をマネジメントの機能として位置付けているマネジメント論がある[2]。90年代の終わり頃にこの本に出会った時，私は「人材育成」は師長の仕事であると確信した。

　折しもその頃から，新人看護師の支援システムとしてプリセプターシップが導入され，なぜか師長たちは，新人という初学者である看護師たちの「人材育成」を彼（女）たちの先輩看護師である3～4年目の看護師に任せてしまった。当時，これは「権限委譲」の1つのあり方だという意見も聞かれた。「権限委譲」について調べてみると，「丸なげ」することではなく委譲する相手を見極めつつ任せることの重要性と，責任はあくまでも管理者の側にあることが強調されていたと記憶している（その頃，博士課程に入学した私は，この状況に危機感を覚え，「権限委譲」をテーマに博士論文を書きたいと考えたりしていた）。当時，「権限委譲」はエンパワメントという言葉に置き換えて使われることも多かった。特に官僚制組織といわれる病院において，エンパワメントはさわやかな響きがあることでよく使われていた。

　しかし，エンパワメントに潜む落とし穴にも気をつけないといけない。「権限委譲」したことを忘れてしまうと，自身の責任であることを忘れてしまう。新人指導の責任者はプリセプターであるという感覚になってしまい，自らの関与が時間的にも心情的にも手薄になる。そうすると，新人看護師の離職すら第三者として客観的に見てしまい，「プリセプターが張り切りすぎた」「この新人は看護師に向いていなかったのだ」と考えるようになる。現在では，新人看護師の卒後臨床研修制度の中で，病棟における「教育担当者」の配置が促進され，プリセプター（この制度の中では実地指導者）の責務は大幅に縮小された。実地指導者は，指導よ

り自身の実践が問われるようにもなってきたと私は評価している。しかし，新人育成の責任者は誰なのか，師長は教育担当者に権限委譲したのか，そうであればどの程度の権限委譲をし，師長である自分はどのようなことに責任を持つのか，これから真剣に考えなくてはならないと思う。

看護師として，師長の仕事を表現する自分の言葉を持とう

　看護師であるということは，「相互作用」の中で相手に働きかけることが基本である。つまり，看護という営みは，「知っていること」ではなく「できること」が重要なのである。私は師長の実践について語る時も「相互作用」の視点から考えていきたいと思う。役割を遂行する中で，「相互作用」が存在することを認識していれば，師長である看護師も，教員である看護師も「実践」をしている。看護が患者や家族との「相互作用」を基盤とした実践であるとすれば，師長も看護師や医師などの他職種との「相互作用」を基盤とした実践者であると考えられる。そして「相互作用」が心身に刻まれていることもまた，師長が看護師であることの証であろう。

　「師長として何をしていますか」「師長の役割は何ですか」と問われた時，「看護師を育成すること」と答えるのではなく，その先にある目的を看護師としての自分自身の言葉で表現することに挑戦してほしい。私はいつでもその言葉を聴き取り，それを整理するお手伝いをしたい。それが私の「実践」であろうと考えている。

2. 『変革期の婦長学』の問いから考える,新しい師長像

3つの認定制度と,キャリアの選択肢の拡がり

　臨床で働く看護師は,どのように自分のキャリアを展望するのだろうか。管理者になる,教育者になる,研究者になる,もちろん臨床看護を極める道もあるだろう。これらの選択肢の在り方は,時代とともに変化してきた。その変遷には,専門看護師制度,認定看護師制度,認定看護管理者制度という3つの認定制度(**表2**)の発足が大きな影響を与えている。

表2 日本看護協会による資格認定制度の概要(2016年2月現在)[3]

専門看護師
　専門看護師認定審査に合格し,ある特定の分野において卓越した看護実践能力を有することを認められた者をいう。認定試験を受ける際には,大学院修士課程での2年間の教育を受ける必要がある。「がん看護」「精神看護」「地域看護」など11の分野が特定されており,1,680名の専門看護師が認定されている。

認定看護師
　必要な教育課程を修了したのち認定看護師認定審査に合格し,ある特定分野において,熟練した看護技術と知識を有することが認められた者をいう。「救急看護」「皮膚・排泄ケア」「集中ケア」など21分野が特定されており,15,821名が認定されている。

認定看護管理者
　認定看護管理者認定審査に合格し,管理者として優れた資質を持ち,創造的に組織を発展させることができる能力を有すると認められた者をいう。認定試験を受けるためには,大学院で看護管理を専攻する,認定看護管理者教育を受講する,などいくつかの方法がある。2,599名が認定されている。

私は1993年に看護管理学を専攻し修士課程を修了したが，当時はこれらの制度の発足の時期であり，修士課程では専門看護師育成を念頭に置いた教育が実践されていた。しかし，その当時，修士課程に学ぶすべての学生は，修士論文コースでの学修であった。

　現在の修士課程は，修士論文を書くことを必須とし，主に基礎教育や継続教育の教育者や研究者へのキャリアをめざす修士論文コースと，専門看護師育成をめざし実践に重点を置き学修し，臨床でのエビデンスに基づいた卓越した実践を期待されている2つのコースがある。

　日本の看護師の働く環境を私の実感として振り返ってみると，90年代初め頃までは，看護師が臨床で経験を積みキャリアを展望する際，看護師から主任になり，師長になるという管理者への道を選ぶことが主流であった。看護学校の専任教員になることを選択した看護職は，1年間の教育課程で学ぶことも多くあった。また，私のように研究にも関心を持ち，修士課程で学んだ看護師は，臨床でのキャリアアップだけではなく，大学などの教員になるという選択肢を得ることができた。一見，選択肢の拡がりが強調されるが，年功制を重視する臨床現場では，当時は必ずしも修士の学位取得はキャリアアップにはつながらなかった。私の場合も看護管理学を専攻し修士号を取得したものの，臨床での師長の職位を希望していたが叶わなかった。

　しかし，その後，専門看護師への道が拓けたことで，修士課程を修了した看護師のうち，臨床での仕事を選択する人も急速に増えていった。その頃，「私は看護管理者になるのではなく，生涯，ベッドサイドでの仕事をしたい」と望む看護師が増えていたことも，この制度の波及を後押ししていたと思う。同時期に，同じく臨床での特化された分野での熟達した実践者を育成する認定看護師制度も発足し，看護師たちの臨床家としての専門性の分化が促進されていった。

1998(平成10)年に発足した認定看護管理者制度は，このような状況の中で，臨床での熟達した看護の実践を認定看護師，専門看護師に期待しつつ，看護管理者はマネジメントの機能を発揮することに専念するという方向へと移行していったと考えられる。

教員，臨床看護師，主任，師長を経験して見えてきたもの

　私は，看護学校の教員から臨床看護師へキャリア転換した時から優れた実践力を持つ看護師に関心があり，実践に取り組みながらその看護師たちの仕事ぶりをよく観察していた。看護管理学を学んでいなかったので，看護教育者としての視点で，共に働く看護師を見ていたように思う(「教育」と「管理」，その何が異なるのかも私の関心の1つである)。

　そして主任看護師時代の1987年に初めて取り組んだ研究が，『看護婦の臨床判断の「構成要素と段階」と院内教育への提言』[4]であった。日本では1992年に『ベナー看護論―達人ナースの卓越性とパワー』[5]が出版されているが，この出版に先立ち聖路加看護大学公開講座でベナーの講演会が開催され，講義内容が公表された[6]。私はその内容に強く惹かれ，この研究の枠組みにもベナーの理論を用いている。

　研究の成果として，看護師の臨床判断には，第1段階，第2段階，第3段階の3つの段階があり，第1段階から第3段階へと発展していくことを示すことができた(**表3**)。そして，第3段階の臨床判断をする看護職のほとんどが，当時の主任看護師と師長であった。この研究成果が今でも私の中で息づいており，師長たちの持つ優れた臨床判断を臨床看護に活用しないことは，看護の質の保障にとって損失であると考えている。

表3 看護婦の臨床判断の構成要素と段階[7]（看護婦の表記は原文のまま）

		第1段階	第2段階	第3段階
知識	種類	・理論的知識	・実践的知識 ・理論的知識 （実践的知識が優先する）	・実践的知識と理論的知識の双方を駆使 （臨床的知識）
	内容	・狭い範囲の医学的知識	・身体的側面に関する知識より心理的側面に関する知識を優先する	・身体・心理・社会的に統合された知識
状況の把握	範囲	・「場」を固定的に捉え，部分を状況として認識	・いくつかの部分を状況として認識 ・状況が時間とともに変化することを考慮	・全体を状況として認識 ・時間や看護婦の存在で状況が変化することを知っている
	患者の反応について	・注目しない	・注目する	・注目する ・状況の全体を瞬時に直観的に捉える
	患者の心理的距離	・離れており歩み寄れない	・近づいており同一化する傾向がある	・適度に離れており看護者として存在する
	その他			・周囲への配慮，温かい人間関係が基盤
行為	前提	・その場でのニードが明らかではない	・その場でのニードが明らか	・ニードに添う ・患者の気づいていないニードを明らかにする
	選択できる行為の数	1つ	数個	多数
	特徴		・責任を伴う ・判断を意識化する ・迷いがある ・気づきが多い	・柔軟かつ力強い ・倫理観に基づいている
行為の結果	行為の結果	・ニードを充足しないことが多い	・ニードに添おうとするが，ニードを充足できない場合もある	・ニードを充足し，患者の気づいていないニードをも充足する
	効力の有無と大きさ	・ある場合とない場合がある ・あっても小さな効力	・ある場合とない場合がある ・ある場合は大きな効力だが，危険を伴う場合もある	・常に効力があり，大きい効力である
	問題解決の有無	・問題解決しないことが多い	・問題解決する時とできない時がある	・常に問題解決する
満足感		・ずれを感じている ・満足感がない	・満足する場合と，無力感を感じる場合がある	・ごく自然な満足感がある

『変革期の婦長学』からの問い

その後,修士課程では『婦長の「イノベーションモデル」の開発とイノベーション実現へ向けての提言―ある自治体病院群の婦長の実態を基に―』[8]というテーマで修士論文に取り組んだ。先の研究成果とこの研究成果をもとにまとめた『変革期の婦長学』[9]は,以下の全4章から成っている(以下,看護婦と婦長の表記は原文のままとする)。

- **序章** 看護婦としての私が目ざす婦長学
- **第1章** 変革の時代
- **第2章** イノベーティブな婦長たち
 ――役割認識と課題への挑戦
- **第3章** イノベーティブな看護管理
- **第4章** エキスパートナースへの道
 ――看護婦の臨床判断の構成要素と段階

この本を上梓したのは1998年,前述した認定看護管理者制度がスタートした年でもあった。その頃,師長たちは「看護管理学」なるものを学ぶ機会がないまま看護管理者となっていた。

今回,本書『師長の臨床』の執筆に取り組むに当たり,およそ20年前に書いたこの本の中から時代を超えて現在の師長に投げかけられている問いを抜粋し,その問いにできる限り答えていこうと考えている。そして,「看護師が看護実践を省察しつつ仕事を継続していくと,自分が大事にしている実践を他の看護師やチームメンバーの実践につなげるというミッションが生じ,必然的に師長をめざす人たちが生まれる」という私の試論へとつなげたい。

1 【師長になるための必要十分条件】序章からの問い：看護観からの脱却

私は序章「看護婦としての私が目ざす婦長学」で，自身のキャリアの中での経験と成熟の過程，学び続けてきたことで得られた看護管理の醍醐味と指向性を述べている。そのうえで看護実践能力と看護管理能力の関連について持論を展開した。さらにそれらを踏まえて，師長であるための必要十分条件について次のように述べている。

現在の私は，看護の第一線の管理者である婦長は豊かな臨床経験から生まれた看護観を持ち，婦長としての役割を認識し，小集団である看護チームを変革する戦略を持たなければならないという考えに至っている。つまり，豊かな臨床経験に根ざした看護観は婦長にとっての必要条件である。そしてそこに，婦長はどのような管理上の役割を担うのかという知識に裏づけられた思考と，チームを運営していくうえでの戦略を持たなければならない，と考えている。つまり，それらが婦長にとっての十分条件であろう[10]。

上述した内容は概ね今の私の考えと一致している。しかし今の私が同意できないことがある。最近の私は看護観という言い方をしない。看護観とは，文字通り「看護に関する考え方」という意味であると思う。学生の頃から「私の看護観」というテーマで文章を書くことを求められ，就職試験でも「あなたの看護観は？」と問われることがいまだに多いように思う。しかし，看護観として表現される内容は，ある一定の状況の中で出会った患者との相互作用を通して考えさせられたことであり，状況の中で学んだことから成り立っている。それはいわば体験から生まれたものであろう。

哲学者である森有正によると，経験は，体験とは異なり「未来に開かれている」。体験は過去のまま凝縮していると考えることもできるが，"経験"は今ここに在る私が向かい合っている現実そのものを指し，未来に開かれている[11]。私はこの森の論から，体験と区別して"経験"を捉えることで，過去に判断をゆだねることではなく，今の判断を重視したいと考えてきた。今の私は体験をその時の「その状況下の出来事」として考えており，状況を排除して「これが妥当といえる看護」と言いがちである「看護観」という言葉を使わない。

　私は「体験」と「経験」を使い分け，原文を以下のように表現し直したい。

　「看護の第一線の管理者である師長は，豊かな臨床経験から看護の本質をつかみ取り，師長としての役割を認識し，小集団である看護チームを変革する戦略を持たなければならないという考えに至っている」。つまり，師長としての必要条件は「看護の本質をつかみ取ること」であろう。それは「経験する」ことであり，「経験とは未来に向かって開かれている」ということを意味する。過去の「体験」として閉ざされているともいえる看護観を脱却し，今を生きる経験の中で常に自身の中に在る看護の本質を問い続ける姿勢を保ち続けたい。

2 【師長の役割】第1章からの問い：師長の役割の転換の必要性

　次に，第1章「変革の時代」の中で述べている師長の役割について考えたい。師長の役割については，当時病棟を変革した師長の実践について研究した成果に基づき，以下のように述べている。

　私は，今日看護婦が置かれた状況の中で，1人ひとりの看護婦が患者のケアをマネージメントできるように看護婦を育て，サポートシ

ステムをつくり,看護婦が患者の看護に専念できるよう業務の整理に関する意思決定をし,イノベーションを実行することが婦長の役割として認識されるべきだと考えている[12]。

───────────────────────────────────

　この記述には大きな変更が必要であろう。およそ20年の間に看護師が働く病院の環境は激変した。「7対1」の看護師配置基準に象徴されるように,看護師の配置数と勤務の在りようは大きく変化した。さらに患者の入院日数は短縮化され,いわゆる「高速回転」状況が日常化している。診療報酬は在宅ケアへの移行を促進し,医療保険だけではなく介護保険などの制度を用いて生活をしている人びとが増加している。看護師の勤務体制はというと,2交代制16時間の夜間勤務をする看護師が増加し,長時間夜勤についての見直しがされてはいるものの,1970年代に二八体制(夜勤2人以上,月8回以下)が叫ばれた頃以上の厳しい労働環境が常態化している。このような状況の中で1人の看護師が患者のケアを長期的な視点からマネジメントすることにはすでに限界がある。

　序章で取り上げた『大病院』[13]に登場する米国の超大規模病院の看護師は,「12時間勤務を週に3回」という働き方をしている(→p.9)。日本でもそれに近い状況があり,そうなれば患者を継続的に見ることが不可能になるであろう。

　私が重要と考えているのは,今や師長が看護のマネジメントをしなければ,個々の看護師から見える患者の状況は点でしかなく,退院後の生活を見据えた継続的な看護を実践することは難しいということである。3日に1回勤務する看護師には,退院後の患者の状況を家族や訪問看護師と調整し,必要な準備をすることは自分の力だけではできない。看護師に必要な情報を提供し,その看護師が不在であったとしても他の看護師が必要なことを実践し,その患者に関わった看護師たちが患者の姿を線としてイメー

ジできるように支援することは，日勤帯で働く看護師にしかできない。つまりその役割を担うのは師長であると私は考える。師長は人材の育成を考えることも必要であるが，その人材育成は師長が患者への看護を継続的に考える中で，今まで以上に実践の中で担うことが必要であろう。

③【今，看護に求められていること】第4章からの問い：臨床技能の発達段階を超えた拡張するチーム作りをめざして

さらに第4章「エキスパートナースへの道―看護婦の臨床判断の構成要素と段階」の最後では，「今，看護に最も求められていること」として以下のように述べている。

> 筆者は，看護管理は看護をどうとらえるのかを基盤として実践できる役割であると考えている。ベッドサイドで"量"をこなすことからスタートし，苦しい新人の時期を経て「一人前」になり，そこでの自分に満足することなく経験を積み重ね，"質"的に飛躍して「中堅」の力を持ち，そして看護チームとして力をつけていくために，「エキスパート」として管理能力を身に付け，看護の実践を理論化できる人が，真の意味で病棟の核として看護管理を担うスペシャリストだといえるのではないだろうか[14]。

前述したように，私は『ベナー看護論―達人ナースの卓越性とパワー』[5]の影響を強く受けていた。特に，看護師の臨床技能には発達する5つの段階があることを知り，目から鱗が落ちる感覚を覚えたし，それにもましてエキスパートの持つ実践力に強く惹かれていた。その後，学生たちのエッセイをまとめた書籍を編む機会などを通じ，5つの段階の中では最初の段階，つまり看護学生たちの持つ感性や気づきの力の素晴らしさについても再認識

してきた[15]。また，ケアという営みは相互の関係性の中に在り，ベテランの看護師が患者に安心感を与えることと同様に，看護学生や新人看護師が自身の未熟さを自覚しているがゆえに，患者や家族に真摯(しんし)な態度で向かい合い，彼らに与えている影響も無視できない。看護学生が懸命に技術を実践する姿，新人看護師の懸命さからも患者や家族はケアの心を感じ取ることが多々ある。

ベナーが提示した5つのステージは，看護師が経験を積み臨床技能の実践力を獲得する際の目標を提示してくれた。そして今，このような臨床技能の発達段階を意識しつつも，共に在る，あるいは後に続く看護学生や新人看護師の存在も捉え直すことが必要なのではないだろうか。

新人看護師研修制度が導入され，新人への手厚いフォローが考えられるようになったことは大きな進歩だと思う。しかしながら，看護学生や新人看護師にとっての世界の理解はまだまだ明らかにされていない。ベナーはドレイファスモデルをもとに，学生を含めた初心者をnovice（見習い尼僧）と称し，「初心者は，その状況に適切な対応をするための実践経験がない。臨床状況に身を置いて技能の向上に欠かせない経験を積むために，彼らはまず客観的属性から状況を学ぶ。つまり体重，摂取量と排泄量，体温，血圧，脈拍といった客観的で測定可能な，患者の状態を表す指標で状況を知るのである」[16]と述べている。私はこのことを「心不全の患者をみる場合に，経験を積んだ看護婦はin-outを同時にみ，体重や血圧，表情や呼吸状態，浮腫の状態，種々の検査結果などを統合して"変化がある"とか"変わりない"とアセスメントするが，初心者は1つひとつを取り上げチェックしながら状態をアセスメントしていく。病気の成り行きを推測することや，これからの予測はできない」と解釈し，講義や研修で解説してきた。しかし，本当にそうだろうか。

柳田が紹介した看護学生のエッセイの中には，患者の言葉や行動を2人称の視点で受け止め，共に揺れつつも患者の気持ちに

添おうとし続ける学生の姿が描き出されている[15]。学生は客観的な指標で断片的にしか患者をみることができないとは限らない。

2004（平成16）年に，文部科学省が「看護実践能力育成の充実に向けた大学卒業時の到達目標」を検討会の報告として示している。その内容は，看護職者は対象者が治療およびケアを受ける過程で遭遇する具体的な場面で，常にその人の尊厳と権利を擁護する立場で行動できることが不可欠であるとしている。そしてヒューマンケアが看護実践能力の1つに位置付けられた。このことを受け，現在教育を受けている看護学生は，ヒューマンケアの担い手としての役割を強く認識している。これらのことを考えると，看護学生はスキルについてはもちろん発展途上にあるのだが，理論的知識に裏付けられた看護職としての構えは，ヒューマンケアの担い手としての自分であり，患者に寄り添い患者の意思決定を支え尊重する態度であることが理解できる。

現在の看護学生の実習に関してはさまざまな意見があることも承知してはいるが，学生は1人の患者を受け持ち，その人に巻き込まれながら成長していると考えている。また，私は学部の1年生に『看護師の臨床の「知」―看護職生涯発達学の視点から』[17]で取り上げたエキスパートナースたちのナラティブを紹介しているが，学生はそこに描かれている実践を高く評価し，それこそが「看護」であると感想を述べる。このように学生たちは卓越した実践を知ることで内的に動機付けられる。このことを意識して，卓越した実践を臨床実習の中で参与観察する機会を持つことも重要であろう。

一方，このような確信を持ちながらも，臨床現場での実践を言葉にして説明し学生に伝えることは簡単なことではない。2012年に改訂版が出版されたベナーの著書『ベナー 看護ケアの臨床知―行動しつつ考えること』には「状況下のコーチング」の必要性が説かれているとともに，「状況下のコーチング」を担える人材がごく希少であることが述べられている。また，「驚くほどの

数の看護師が，実践の最も基本的な側面，すなわち，問題や，1人の人間としての患者に積極的に関わるということが身についていないのである。積極的に関わるには，綿密に準備した重要な方法で情緒的につながりをもち，そのうえですぐれた臨床家の把握や考察，推論，判断，介入，やりとりを導く方法について学ぶ（または教わる）必要がある」[18]ことが強調されている。

看護師のキャリア形成
― 臨床看護を極めた先にあるもの

　私は，臨床看護師のキャリアの中には認定看護師になること，専門看護師になること，ジェネラリストとして熟達した実践をし続けることの3つの選択肢があると考えている。そして3つ目のジェネラリストとしてのキャリアを選択する人が，他の2つのキャリアを選択する人よりも圧倒的に多数であり，必要とされていることも事実であろう。昨今では特定能力認証制度もスタートしたことから，4つの選択肢になるのかもしれない。しかし，最も重要なのはジェネラリストであり，ジェネラリストの能力はキャリアの基盤が形成された後に培われていくものであると考えている。

　図1は，私の所属する組織の看護学部と付属病院看護部のメンバーとで組織されている「看護職キャリア開発支援センター」の設立時に，メンバーによって考えられた看護職のキャリアパスのモデルである。

　左側に「キャリア基盤形成期」と「キャリア開拓発展期」とある。看護学生になった時からおおよそ10年間を「キャリア基盤形成期」とした。この10年間でベナーのいう「学生→新人看護師→一人前の看護師→熟達者」と成長していく。そして，その後，自身のキャリアを開拓発展させていく「キャリア開拓発展

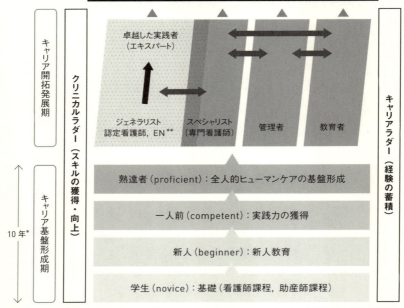

図1 看護職キャリアパスのモデル〔文献19)より一部を改変〕

期」が始まる。ここで，卓越した実践を探求し続ける人が「ジェネラリスト」である。その他に，専門看護師になるキャリア，看護管理者になるキャリア，教育・研究者になるキャリアを選択することになる。もちろん，横の移動は常に可能であり，めざすところは看護職全体力で成し遂げることのできる「高度な実践力を持つ全人的ヒューマンケアの担い手の育成」である[19)]。ラダー（発達段階）は，スキルを獲得していく「クリニカルラダー」と，経験を蓄積し看護の本質を探究する「キャリアラダー」の2つを掲げている。このモデルを参考にして考えると，臨床看護を極めること，極めた先に看護管理者である師長という役割がある

ことがわかる。

　「看護実践とは，看護職が対象に働きかける行為であり，看護業務の主要な部分を成すものをいう」という日本看護協会の定義がある[20]。個々の看護師が自身の実践を，実践の中で問い直し，さらに実践の後で考え，他者の意見を聴き，また実践に挑戦し続ける。これは，まさにショーンのいう"省察"（→ p.11）の過程であろう。そのような職場文化を醸成するためには，師長のリーダーシップが不可欠である。実践の中で問い続け，問われ続けることは師長にとっても重要な省察の機会であり，行動しつつ省察する師長から，看護師は影響を受けるのだと考える。

　図1に示したキャリアパスも，常に見直していくことが必要であろう。社会の変化に応じて看護師のキャリアは形成されていくのだから。今後も，個々の看護師がキャリア形成の中で，社会が求める実践の場へと移動する姿を見つめ，表現し続けたいと考えている。

文献

1) 上泉和子，小山秀夫，筧淳夫，他：系統看護学講座 統合分野 看護の統合と実践 [1] 看護管理．190-191，医学書院，2016．
2) Allen, R. E.／新田義則 訳：クマのプーさんと学ぶマネジメント—とても重要なクマとその仲間たちがとても大事なことを初めて体験するお話．ダイヤモンド社，1996．（新装版は 2003 年発行）
3) 日本看護協会：資格認定制度 専門看護師・認定看護師・認定看護管理者．日本看護協会ホームページ http://www.nurse.or.jp/　2016 年 6 月現在．
4) 佐藤紀子：看護婦の臨床判断の「構成要素と段階」と院内教育への提言．看護，41（4）：127-143，1989．
5) Benner, P.／井部俊子，井村真澄，上泉和子，訳：ベナー看護論—達人ナースの卓越性とパワー．医学書院，1992．〔新訳版は 2005 年発行：文献 16）〕
6) Benner, P.／聖路加看護大学公開講座委員会 訳：看護における理論の必要性．看護研究，18（1）：3-47，1985．
7) 佐藤紀子：変革期の婦長学．115，医学書院，1998．
8) 佐藤紀子：婦長の「イノベーションモデル」の開発とイノベーション実現へ向けての提言—ある自治体病院群の婦長の実態を基に—．聖路加看護大学大学院看護学研究科修士論文，1994．
9) 前掲書 7）
10) 前掲書 4），9．
11) 森有正：生きることと考えること．55-58，講談社〔講談社現代新書〕，1970．
12) 前掲書 7），30．
13) Salamon, J.／山村朋子 訳：大病院．河出書房新社，2013．
14) 前掲書 7），134．
15) 柳田邦男，陣田泰子，佐藤紀子 編：その先の看護を変える気づき—学び続けるナースたち．医学書院，2011．
16) Benner, P.／井部俊子 監訳：ベナー看護論 新訳版—初心者から達人へ．17，医学書院，2005．
17) 佐藤紀子，看護師の臨床の「知」—看護職生涯発達学の視点から．医学書院，2007．
18) Benner, P.／井上智子 監訳：ベナー 看護ケアの臨床知—行動しつつ考えること 第 2 版．876，医学書院，2012．
19) 佐藤紀子：クリニカルコーチの育成が必要と考えた背景．看護管理，23（6）：438-440，2013．
20) 日本看護協会：看護にかかわる主要な用語の解説—概念的定義・歴史的変遷・社会的文脈—．14，2007．

おわりに

　本書を書き終え，私は，自分が「師長」にこだわり続けてきた理由を自身に問うために，これを書いてきたのだと改めて気づかされた。このことは「看護とは何か」という問いにつながる。師長は看護管理者であると同時に（あるいは看護管理者である前に），看護師だからである。

　私が師長の話を聴き，彼（女）らの行為の中にある「知」を探り，それを記述し，そして省察を重ねて辿り着いたのは，看護の本質が「いのちに働きかけること」であるという確信である。この確信について最後に触れ，『師長の臨床』の締めくくりとしたい。

看護とは何か

　看護とは何か。この問いに答えることは，何年経験を重ねても難しい。私は所属する大学の医学部の1年生に向けて，毎年2月頃に「看護学と看護実践」というタイトルで講義をしている。この講義を依頼された時，「看護とは何か」を言語化することに改めて挑戦したのだと思う。40年近い歳月を看護師として過ごしてきた私にとって「当然であり意識化されていないものの見方や考え方」は，初学者である看護学生や医学生には「当然のこと」ではない。考えに考えて私は，ICNの定義について話すことで講義の導入を試みることにした。

ICN（国際看護師協会）看護の定義

- Nursing encompasses autonomous and collaborative care of individuals of all ages, families, groups and communities, sick or well and in all settings. Nursing includes the promotion of health, prevention of illness, and the care of ill, disabled and dying people. Advocacy, promotion of a safe environment, research, participation in shaping health policy and in patient and health systems management, and education are also key nursing roles.

- 看護とは，あらゆる場であらゆる年代の個人および家族，集団，コミュニティを対象に，対象がどのような健康状態であっても，独自にまたは他と協働して行われるケアの総体である。看護には，<u>健康増進および疾病予防，病気や障害を有する人々あるいは死に臨む人々のケア</u>が含まれる。また，アドボカシーや環境安全の促進，研究，教育，健康政策策定への参画，患者・保健医療システムの<u>マネージメントへの参与</u>も，看護が果たすべき重要な役割である[1]。（下線は筆者による）

　私自身も，講義の準備をする中でこの定義を何度も噛み締めることになった。そして，日本で現在働いている約150万人の看護職[メモ1]は，この定義に書かれていることの一端を担っているということ，そして一端を担うことが看護という広範囲で汎用性のある役割を150万人で果たすことにつながっていることに思い至り，今さらながら感動を覚えた。

メモ1　約150万人の看護職

　この数には准看護師を含む。2014（平成26）年厚生労働省衛生行政報告例（就業医療関係者）の概況によると，2014年末時点の就業看護師数は108万6,779人，就業准看護師は34万153人となっている。就業保健師は4万8,452人，就業助産師3万3,956人である[2]。

心に刻んだことは，看護実践の中心軸は「ケア」であり，「健康増進および疾病予防，病気や障害を有する人々あるいは死に臨む人々のケア」であろう．そして「マネージメントへの参与」は「ケア」という中心軸を支える役割であるということであった．そして，すべての看護職に通底しているものの見方，考え方が「いのちに働きかける」ことであると考えるに至り，すっと腑に落ちた．

医学生には，ICN の定義を出発点にして，看護学の特徴，看護の機能について話し，ヘンダーソンの『看護の基本となるもの』[3]を紹介し，私の考える看護の本質，すなわち「いのちに働きかけること」について伝える．締めくくりは『その先の看護を変える気づき―学びつづけるナースたち』[4]の中にある，「看護学生の物語から」に登場する看護学生のエッセイの1つを紹介して 70 分の講義とした．講義後のアンケートの結果は概ね好評であり，特に看護学生のエッセイは，医療を学ぶ学生として多くのメッセージを伝える力があったことが評価されている．

問われる臨床看護の専門性

しかし，この ICN の定義に対して他職種の方から，「これは看護独自の定義なのか」という疑問の声が聞かれるようになった．介護福祉士や作業療法士，理学療法士からは「自分たちの仕事もこの定義で示すことができる」と言われる．これは，「ケア」という言葉の持つ拡がりが影響していることが考えられ，保健医療福祉に従事する職種が増加してきた背景の中で，看護の独自性が見えづらくなっているのではないかと解釈できる．

40 年前には介護福祉士などの職種は存在していなかったので，この定義に関しての疑義は聞かれなかったが，現在では多くの職種が「ケア」という対人援助職として自他ともに認められて

いる。他職種の方たちから投げかけられる疑問は，看護職に対する「私たちは何をする専門職なのか」という新たな問いとなっている。

さらに，2010年に厚生労働省からの報告書「チーム医療の推進について（チーム医療の推進に関する検討会報告書）」[5]で示された「看護師がチーム医療のキーパーソンになりうる」という考え方が出てくると，キーパーソンである看護職は何をするのかと問われることになる。時には，看護職はチーム医療の中での調整役なのでは？ という議論に流されやすい。調整役であるならば，調整はあくまでも自身の専門性に根差したものでありたいし，従来から看護師たちが重要と考えてきた「患者中心の考え方と態度」「人間の持つセルフケア能力を信じ，生活を支援する」ことを基盤とした意見を，調整の過程で骨子として組み入れることが重要であろう。調整役という名目で他職種の愚痴の聞き役や，何でも引き受ける職種になることは避けなければならない。

からだに働きかけるということ

現在のように多くの職種が協働する時代の中で看護の専門性を問われ，ICNの定義を見直していると，（文言としては）「からだに働きかける」ことに触れられていないことが浮き彫りになってくる。看護師の仕事の源流には，病む人や障害を持つ人への自身のからだを使った，他者のからだへの働きかけがあった。保健や福祉領域での「ケア」は，その後に誕生してきた歴史を持っている。そして私の関心領域である臨床看護師の実践を見つめ直していると，「からだに働きかける」ことが必然として存在する。

私は長年にわたり看護師の日常の中で「印象に残る場面」の記述を多くの看護師に依頼し，実際に書いていただいてきた。そして記述された事例の，その場面に内包されている看護師の実践を

研究者・教育者の立場から読み込んできた。私はこの仕事を「具体的な事象を理論を用いて読み解く」ことと考えている。理論には看護理論はもちろんのこと，心理学や哲学や文学や医学の力もたくさん使わせていただいている。

　看護職は患者の全体像を捉える時，出会いの場面はもちろんのこと，食事・排泄・更衣・活動への支援，バイタルサインの測定の際や検査や治療を受ける場面でさまざまな形で患者のからだに働きかけている。例えば食事の場面では，その人のADL（activity of daily living: 日常生活動作）を確認しつつ食べやすいように食事のセッティングをする，その人に合った食べるための用具を準備する，時には食事の介助をする，など実に多彩な場面で，見る・聞く・嗅ぐ・触れるなどの自身の感覚器や運動器を用いて，文字通り自分のからだを道具として使って，その人の「からだに働きかける」行為をしている。しかし，看護師は「からだに働きかける」行為を「印象に残る場面」の中にはあまり記述しないか，あるいはまったく書かない。「印象に残った場面」を書く際には，日常的に行っているはずの自分の行為は記述せずに患者その人の姿を描き出そうとしている。そのため，看護師が臨床で自分のからだを用いて他者のからだに働きかける行為が，多くの場合，記述されないという特徴があった。

　私がこのことに気づき意識化した契機の1つは，他職種との違い，つまり看護の専門性を問う中で生まれてきたし，もう1つは私の個人的な経験から湧き上がってきたものであった。

　私は5年ほど前，高校時代の同級生をがんで亡くした。

　私と彼は高校を卒業してから35年後に再会した。高校では同級生であったが，話した記憶はない。しかし，お互いのことはよく覚えていた。

　再会した当時，彼ががんの再発・転移で闘病中であったこと，私の知っている病院に入院していたこと，彼の親しい友人たちか

ら「見舞いに行ってくれ」と頼まれたことが重なって，私はその病院に彼を訪ねた。知り合いの看護部長の連絡で，担当の師長が私の来訪を彼に伝えてくれていた。そのこともあって，35年ぶりにも関わらず彼は笑顔で看護師となった私を迎え入れてくれた。彼はがんが肝臓に転移し，倦怠感が強そうに見えた。私はその様子を見て，自分が看護師として振る舞えないことに気づき，ひどく困惑した。自分のからだが何かに反応して，当然のことではあるがいつものように「看護師として」振る舞えなくなっていた。

　通常，看護師として在る時の私は，戸惑うことなく「お辛そうですね」と言いながらその人の顔全体，特に目に焦点を合わせ，私が看護師として何かをしたいと考えていることを暗黙のうちに伝える。暗黙の了解を得たうえで，横たわっている患者の上肢から下肢にそっと触れ，片方の手で下肢を少し持ち上げ，皮膚の状態をアセスメントしながら末梢からマッサージをし，必要であれば下肢を挙上するなどの工夫をする。それは，看護師という職業としての習慣的な行為でもあり，熟慮した結果，少しでも下肢の倦怠感を軽減したいという意図的な行為でもある。

　しかし，白衣を着ていない私，彼にとって看護師ではない私には，それができなかった。彼がかつて同級生であった友人であり，しかも私の患者ではなかったからであろう。

　この時の困惑の感覚は，私の中に深く刻印された。似たような感覚は，私の家族に対しても感じたことがある。私は父親のからだを患者のからだと同じようには見ることができず，脳梗塞のため重度の障害を持った父のからだに看護師で在る時のように触れることはできなかった。

　このような経験から，私は改めて看護師が患者のからだに触れること，私が「自分のからだを使って患者のからだに働きかけること」について考えることになった。そして<u>臨床看護師であるということは，自身のからだを用いて相手のからだに働きかけると</u>

いうことなのだ，と考えるに至ったのである．

　ICNの定義を用いて考えるのであれば，「看護職があらゆる場であらゆる年代の人びとを対象とし，健康増進や疾病予防，病気や障害を有する人々や死に臨む人びとなど，さまざまな健康レベルにある人のケアに当たっていること」の中に臨床看護師であった私の行為が内在していたのである．そして臨床を「ベッドサイド」という空間を示す言葉として用いるのであれば，臨床看護の専門性は，「臨床に存在する他者のからだに私のからだで関わる場である」という事実を十分に認識する必要があるのだ，と考えるに至っている．

文献

1) 国際看護師協会（ICN）／日本看護協会国際部 訳：ICN 看護の定義．日本看護協会ホームページ http://www.nurse.or.jp/ 2016 年 6 月現在．
2) 厚生労働省：衛生行政報告例（就業医療関係者）の概況．厚生労働省ホームページ http://www.mhlw.go.jp/ 2016 年 6 月現在．
3) Henderson, V.／湯槇ます，小玉香津子 訳：看護の基本となるもの．日本看護協会出版会，2006（新装版）．
4) 柳田邦男，陣田泰子，佐藤紀子 編：その先の看護を変える気づき―学びつづけるナースたち．医学書院，2011．
5) 厚生労働省：チーム医療の推進について（チーム医療の推進に関する検討会報告書）．厚生労働省ホームページ http://www.mhlw.go.jp/ 2016 年 6 月現在．

索引

▶ **欧文**

Donald Alan Schön　**11**，159
Florence Nightingale　110
ICNの定義　162
Patricia Benner　34，148，154
Peter Ferdinand Drucker　84

▶ **和文**

あ
暗黙知　11
安楽，患者にとっての　29，33

い
意図的なコミュニケーション能力
　　　　　　　　　　71，**73**
意図を持った行為　67
井上ひさし　119
いのちに働きかけること
　　　　　　　133，138，**161**
イノベーション　23，68，82
　――の機会　83
　――の結果　23，**70**，80
　――の構造モデル　23，69
　――の前提となる条件
　　　　　　　　23，**70**，75
　――の担い手　67
　――の必要性の認識
　　　　　　　23，70，71，75

イノベーションモデル　22，**68**，75
　――の構成要素　70

え
エキスパートナース　5，6
エンドオブライフケア　92
エンパワメント　144

か
科学の知　51
関わりの知　25，33
からだに働きかけること　133，164
がん看護専門看護師　95
看護学生にとっての世界　155
看護観　151
看護管理学　94，99，106
看護管理の定義　8，10
看護管理の目的　138
看護師（看護婦）の意思決定
　　　　　　　　23，**70**，79
看護師の育成・支援　139，143
看護師のキャリア形成　157
看護師配置基準　153
看護職　2
看護職キャリアパス　157
看護職生涯発達学
　　　　　　94，99，106，139
がんに病む人　95

169

き

客観性，看護における　54
キャリア形成，看護師の　157
『吉里吉里人』　119

く

クリニカルラダー　61

け

経験と体験の違い　152
血沈棒　15
権限委譲　144

こ

行為の中の省察　11
行為の中の知　11
幸田文　112
コスモロジーの知　54, 57

し

ジェネラリスト　157
資格認定制度　91, 146
師長（婦長）の意思決定
　　　23, **70**, 72, 77
師長の役割遂行に必要な能力　71
師長の臨床　7, 24
実践家　4
受苦　42
主体的に受け止める能力　71, **72**
准看護師制度　130
上級実践看護師　90

状況との対話　11
状況に合わせてアレンジする能力
　　　71, **73**
状況をアセスメントする能力
　　　71, **72**
小児看護　15, 19
ショーン（ドナルド・ショーン）
　　　11, 159
人口構成の変化　92
人材育成　144
身心一如　**25**, 29, 50
新人看護師にとっての世界　155
新人看護師の理解　90
身体言語を聴く　65
身体の知　25
シンボリズムの知　54, 57

せ

省察　**11**, 159
全人的存在　34
専門看護師　91, 146
戦略の実行　23, **70**, 72

そ

相互作用　145
組織変革　99

ち

地域包括ケア　2, **61**, 87
チーム医療　96, 131, 164
チームナーシング　88

知の身体性　25, 30
知の創造　31

つ
付き添い婦　114

と
『闘』　112
特定能力認証制度　157
ドラッカー(ピーター・ドラッカー)　84

な
ナイチンゲール(フロレンス・ナイチンゲール)　110
中脇初枝　18, **128**
ナラティブ　98

に
認知症ケア改善の取り組み　74
認定看護管理者　7, 91, 146
認定看護師　91, 133, 146

の
能動的な振る舞い　42

は
パフォーマンスの知　54, 57
反省的実践家　11

ひ
ヒューマンケア　156

ふ
普遍性, 看護における　52
プライマリーナーシング　88
プリセプターシップ　144

へ
ベナー(パトリシア・ベナー)　34, 148, 154

ま
マネジメント　2, 32, 139, 142, 153
　——の機能　144

り
理論と実践の関係　20
臨床の知　51, 54, 55, 97
臨床判断　148
　——の構成要素と段階　149

ろ
論理性, 看護における　53

わ
『わたしをみつけて』　18, **128**
我と汝　**84**, 106